U0336272

# 元气满满的精神不疲劳

[日] 大久保爱 著

刘雨桐 译

河北科学技术出版社

·石家庄·

版权登记号：03-2023-117

**图书在版编目（CIP）数据**

元气满满的精神不疲劳 /（日）大久保爱著 ; 刘雨桐译. -- 石家庄 : 河北科学技术出版社，2025. 2.
ISBN 978-7-5717-2178-7

Ⅰ. R247. 1

中国国家版本馆CIP数据核字第20248N9W39号

**元气满满的精神不疲劳**
**YUANQI MANMAN DE JINGSHEN BU PILAO**　[日]大久保爱　著　刘雨桐　译

责任编辑：李蔚蔚　徐艳硕
责任校对：李　虎
美术编辑：张　帆
封面设计：青空阿鬼
版式设计：任尚洁
出　　版：河北科学技术出版社
地　　址：石家庄市友谊北大街 330 号（邮编：050061）
印　　刷：凯德印刷（天津）有限公司
经　　销：全国新华书店
开　　本：880mm × 1230mm　1/32
印　　张：7.75
字　　数：120 千字
版　　次：2025 年 2 月第 1 版
印　　次：2025 年 2 月第 1 次印刷
书　　号：978-7-5717-2178-7
定　　价：52.80 元

# 前言

拿起这本书的你，也许内心正茫然无措或心烦意乱，并不平静吧？

我们每天被工作、人际关系、家庭、育儿等问题包围，内心往往会产生以下负面情绪：

□ 无缘无故地感到焦躁

□ 茫然、不安

□ 情绪低落

□ 无法静心思考

□ 容易急躁

□ 不想与人接触

□ 心理容易受伤

此外，你有没有感受到以下季节性的心理疲劳呢？

□ 一到2月就焦躁不安

□ 7月末常感到焦虑，难以平静

□ 10月或11月情绪低落

如果你出现了这样的症状，自己也明确地感觉筋疲力尽，就说明你的心理已经疲惫不堪。如果放任不管，容易进一步发展为抑郁症或惊恐症。

其实，你完全可以通过改变饮食来改善心理疲劳。

具体来说，请注意以下三点：

1. 充分摄入能使心理恢复健康的营养物质。

2. 停止摄入造成“心理炎症”、使人心绪不宁的食物。

3. 了解季节或自然环境对人的心理产生的负面影响。

还没向您介绍，我是一个中医药剂师，经营着一家位于心理诊所前的药房，接待过许多与心理疾病抗争的患者。

有些患者希望通过咨询成为积极、自信、不会焦虑的人，也有些患者拿着心理诊所的处方来买药。我给这两种患者提出了共同的建议，那就是改善饮食。

实际上，很多患者没有意识到饮食的重要性。他们认为，只要吃药，就能治好心理问题。

但就我的个人经验而言，心理问题往往难以仅靠药物解决。当然，这也因疾病的严重程度以及药物的性质而异。

无论吃多少药，无论用多少种方法治疗，只要饮食及生活节奏不规律，不改变不健康的生活方式，心理不适就会持续存在。

即便情况有所改善，一旦感受到压力，或者受到气候影响，就会立刻复发。

不如每天在饮食方面做出一点儿改变吧！这比吃药轻松得多，还能改变心理状态。

每天吃的食物会变为营养，供养我们的身体。它们才是最有效果的“良药”。吃下的食物不同，身体表现和心理表现也各不相同。

话虽如此，但有些读者可能会想：“心理已经这么难受了，哪有闲工夫在日常饮食上花心思？”

即便充分理解了饮食的重要性，人在心理疲劳的时候，对食物的欲望还是会减退，觉得吃什么都无所谓。

其实，心理失调的时候，我们更需要采取简单、便捷、容易坚持的方法，每天、每周、每月持续关注自己的饮食。

本书以中医（自然对人的影响）、心理与身体的关系、营养学、肠道保健的理论为基础，为每周、每月的生活提出适合当下的饮食建议。

请养成良好的食疗习惯，恢复健康的状态吧！

只要了解每个季节的食疗知识，例如营养不足的表现、心理失调时适合吃的食物、每个季节容易出现的不良症状等，就能对保护自己的心理起到极大的帮助。

另外，如果你在便利店或超市购物时犹豫不决，也可以参考本书中的建议，例如“比起巧克力，不如买些坚果”“今天不喝咖啡，改喝茶吧”等。

在日常生活中实践本书中的食疗方法，一定能感觉到自己疲劳的心灵正一天天恢复活力。

本书的目标就是帮你找回原本的自己，让你每天积极向上地生活，绽放真心的笑容。

我期待与那样的你相遇。现在，让我们开始培养食疗的习惯吧！

# 本书的阅读方法

1 翻到当月章节。阅读当月整体的气候倾向、特殊的心理症状以及食疗方法。

2 翻到包含当天日期的当周章节。了解身体和心理随气候变化产生的症状，对照检查自己的心理状态。在此基础上，了解适合本周食用及适合搭配食用的食物。参考坚持食疗的要点和推荐菜谱，轻松地进行实践吧！

3 每周都有新的食疗方案。但是如果你感觉某一周的饮食方案可以坚持，下周继续实践也无妨。这样可以提升食疗的效果，让心理状态更健康！

4 良好的心理状态不仅与改善饮食相关，简单轻松的运动或按摩穴位也对心理健康大有裨益。

5 或许你会疑惑：“为什么某种食物对身体好？”“为什么某种食物可以缓解心理疲劳？”为了解开疑惑，建议闲暇时开始阅读本书。

# 目录 Contents

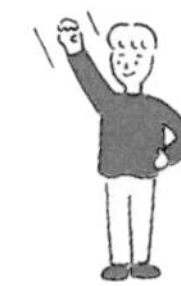

## 序章 为什么心理会疲劳

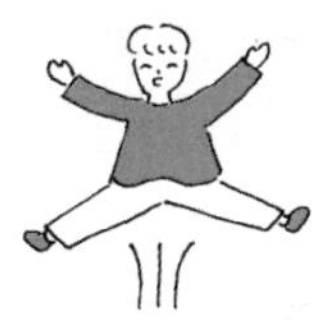
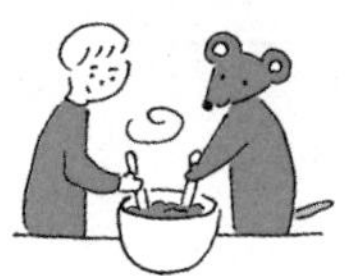
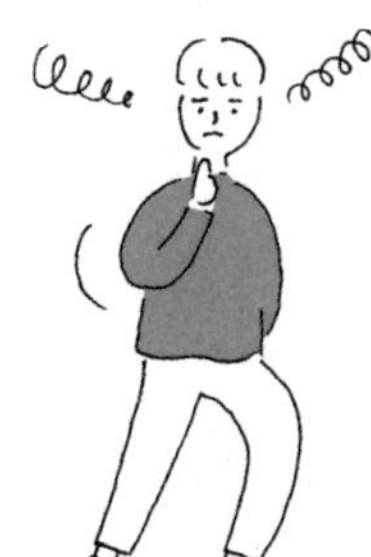
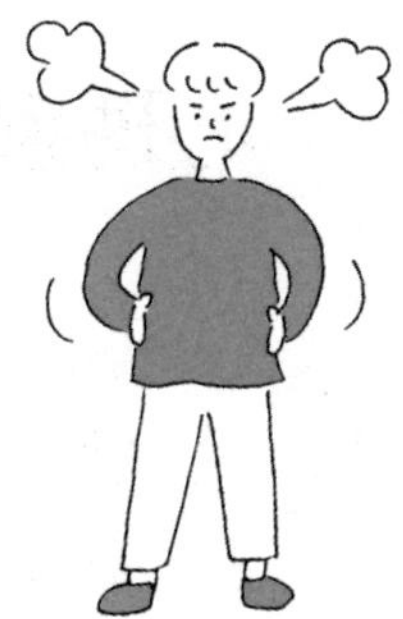

# 序章

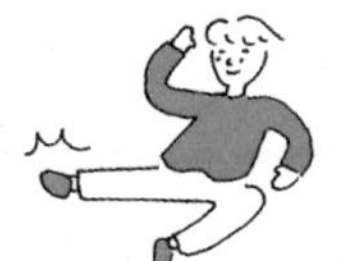
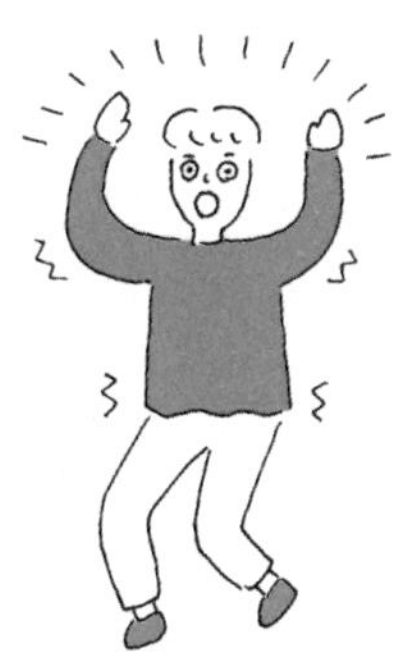
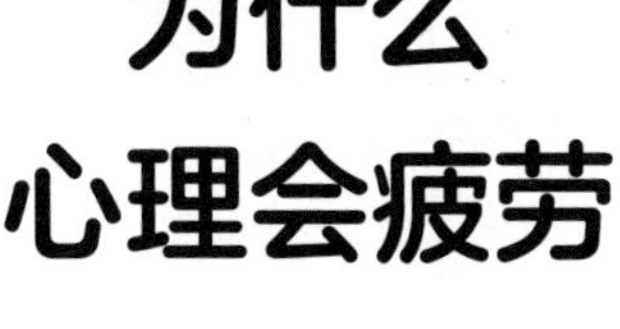

## 为什么<br>心理会疲劳

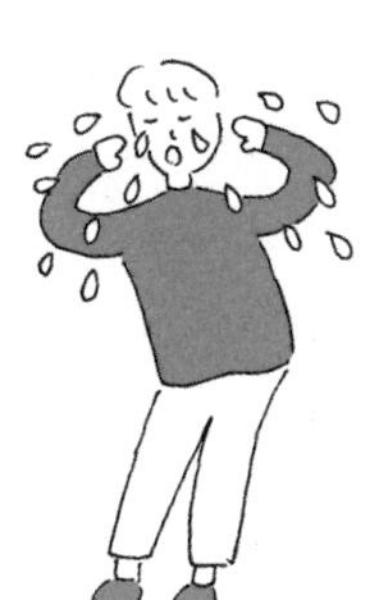
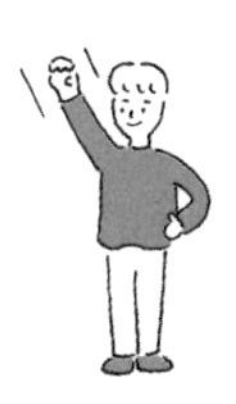
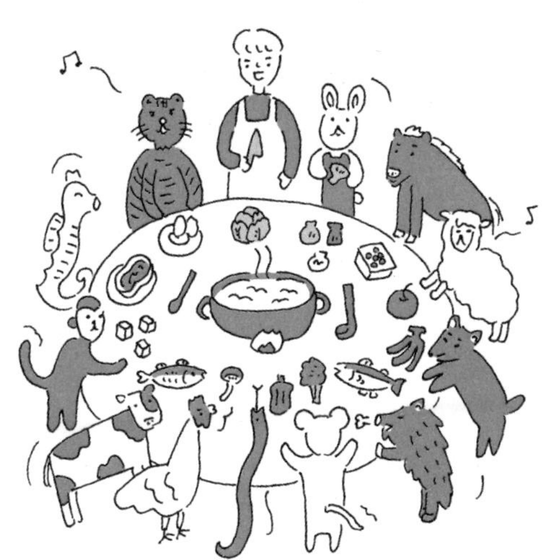
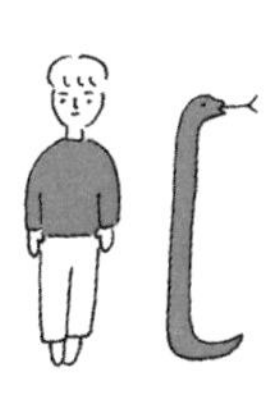

# 心理疲劳的三个原因

为什么我们的心理会产生各种问题呢？

有时心情烦躁，头脑空白，无法思考；有时无缘无故感到焦虑；有时没有干劲儿，做什么都提不起精神；有时不想与人相处……

请不要武断地将原因归结于“我就是这种性格”。

也许你的心理疲劳是以下三个原因引起的：

1. 缺乏帮助心理保持健康的营养物质。

2. 身体里无用的物质无法排泄，引发扰乱心神的“心理炎症”。

3. 受所处自然环境的强烈影响。

## 心理疲劳的三个原因

3
自然环境
1
保持心理健康所需的营养物质不足
2
多余物质堆积

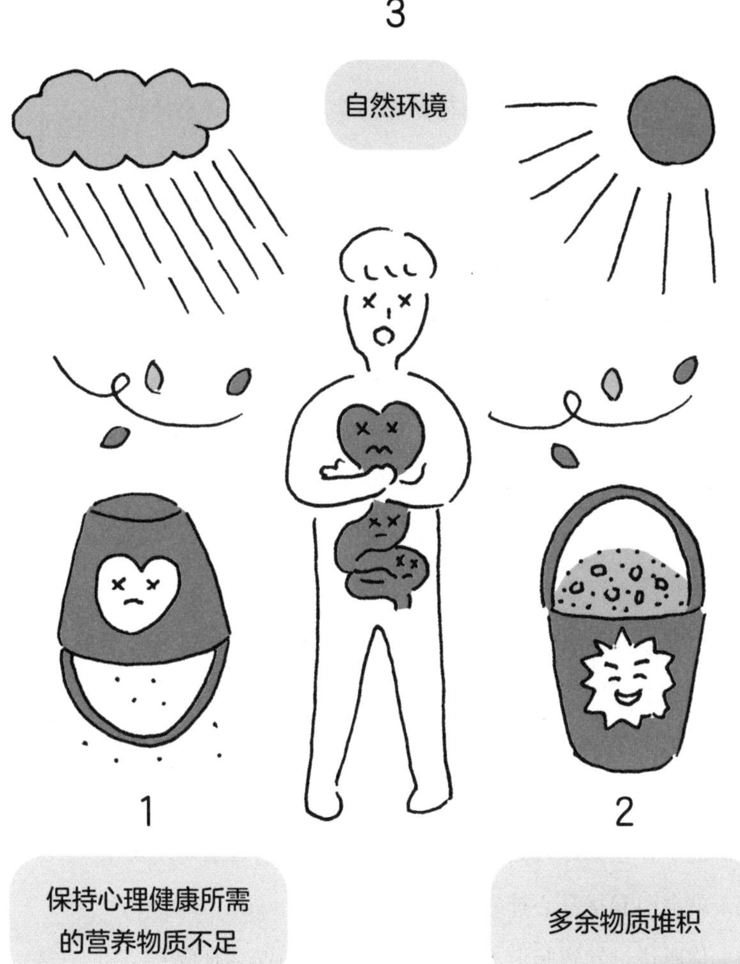

# 心理营养不良和
# 产生“心理炎症”时是怎样的状态

当你看到原因1时，也许会想：心理也会营养不良吗？

是的！

心理健康是多种激素共同作用、互相制衡的结果。心理健康必需的激素无法在不干预的前提下自发、大量产生。如果没有获取足够的营养物质，就无法稳定地分泌激素。

当人体缺乏激素、身体和大脑的平衡被打破时，心理状态会直接受到影响。这时，人会心情烦闷，做什么都感觉不到快乐，出现抑郁倾向、提不起干劲儿等情况并不稀奇。即便是平时阳光开朗的人，一旦缺乏心理健康必需的激素，也会感受到压力，产生消极情绪。

但是，仅仅摄入大量有利于心理健康的营养物质还不够。肠胃能够吸收营养物质，促进内分泌细胞分泌激素。因此，为了帮助身体吸收有利于心理健康的营养物质，保持肠胃的良好状态也非常重要。

此外，正如原因2所述，如果体内堆积的过量无用物质无法排泄，就会引起扰乱心神的“心理炎症”。

你听说过导致肠道不适的有害菌及肠漏综合征吗？

如果人体摄入过多本不应摄入的物质，肠胃负担就会加重，未消化的食物、细菌、重金属等有害物质就会被身体吸收，从而引发“心理炎症”。这种肠道内部环境明显紊乱的状态会引起身体不适，扰乱心神。

肠道功能失调时，对有利于心理健康的营养物质的吸收率也会下降，从而出现情绪不稳、异常亢奋、发呆等症状。

## 中医与营养学都认为肠胃影响心理

在此简单地谈谈中医吧。中医是中国的传统医学，与对出现疾病或不良症状的部位进行治疗的西医理念不同，中医更强调整体，认为人是自然的一部分。可以通过改善饮食、体质和生活习惯来养生，通过针灸刺激穴位进行治疗，或者基于中医理论的指导开具处方来治疗疾病。

中医与西医并没有好坏之分。本书以西医的营养学与中医“整体”理念下的饮食养生为参考，向大家介绍让身体保持良好状态的方法。

中医认为，造成心理不适的原因大致分为两类：

1. 体内缺乏必要的“血”。

2. 体内堆积了多余的痰湿或湿热。

我们可以把这里所说的“血”理解为保持情绪稳定的物质。从这个角度看，中医所说的“血”与前文提到的维持心绪平和的营养物质如出一辙。

痰湿指体内堆积的无用物质，它正是造成身体疲劳的“罪魁祸首”。若不能及时清除，这些无用物质会引起身体发热，造成“心理炎症”，使人情绪亢奋，进一步发展为湿热。

## 亚洲人肠胃功能较弱

中医认为，肠胃功能会影响人的体质。可以说，身体和心理的健康情况，很大程度上受肠胃功能的影响。

实际上，亚洲人自古以来肠胃功能就较弱。大名鼎鼎的幽门螺杆菌就是导致肠胃不适的原因之一。幽门螺杆菌会中和胃酸，以创造适合自己生存的环境。胃酸过少会导致肠道环境恶化。如果本该被分解的蛋白质无法分解，或者本该被排出去的细菌和病毒进入小肠并繁殖，导致肠道内气体积聚，就会影响人体吸收营养。而且，亚洲的幽门螺杆菌与欧洲的幽门螺杆菌种类不同，亚洲的幽门螺杆菌引起胃溃疡、萎缩性胃炎等疾病的风险更高。

肠胃功能弱的另一个原因是亚洲特有的潮湿气候。

亚洲地区受来自太平洋的气流影响，气候比较潮湿。中医认为，湿气重时肠胃功能较弱。所以，自古以来，亚洲人就认为调理肠胃是调理体质最重要的环节。

由此可见，我们要摄入充足的营养物质，帮助身体分泌保持心理健康的激素；调理肠胃，帮助身体顺畅吸收营养；不摄入诱发“心理炎症”、引起肠道环境恶化的食物。如果身体已经出现炎症，还需要摄入能抑制炎症的营养物质。

## 幽门螺杆菌会对肠胃造成负面影响

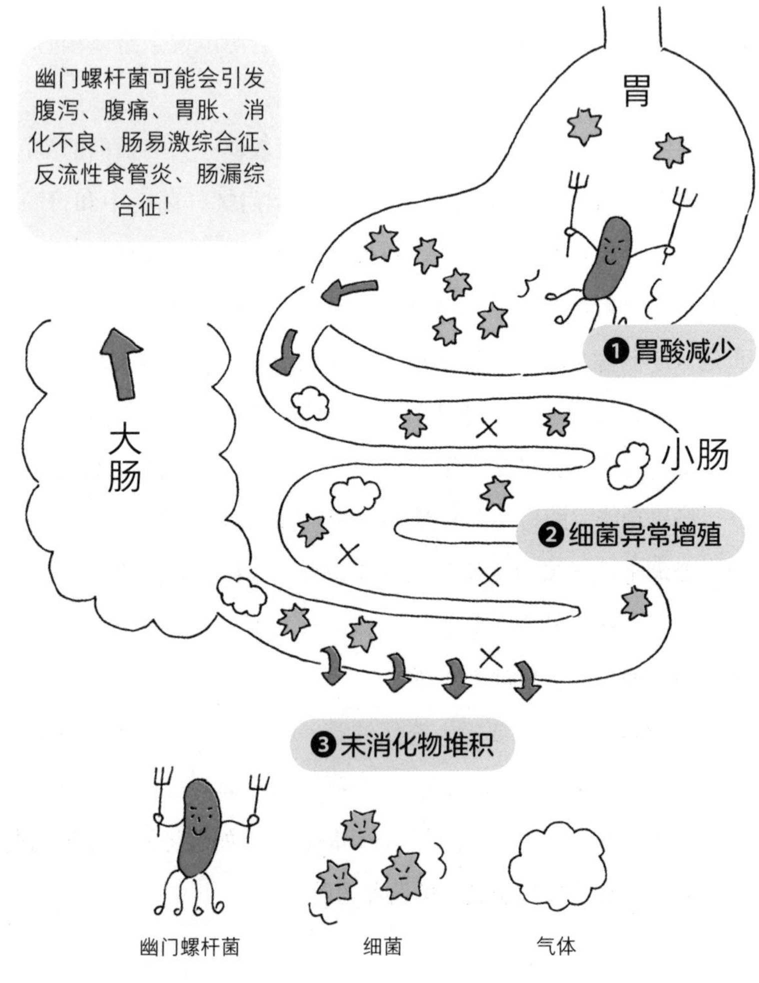

下一页会介绍本书的重要观点，即心理健康在很大程度上受自然环境变化的影响。

# 心理健康在很大程度上受自然环境变化的影响

请不要忘记，人是自然的一部分。因此，自然环境的变化会在很大程度上影响人的心理和身体。

你对四季的变化、每日气温和湿度微妙的差异、风的强度、雨水的温度、气压的高低，甚至日照的强弱等自然因素敏感吗？

如果没有特别留意，可能会觉得这些因素没有影响，但实际上人类和其他生物一样，受自然环境的影响。

具体来说，以下三种自然因素会影响我们的心理状态：

1. 以中医理论中的“阴阳五行”为基础的自然变化。

2. 每个季节不同的日照时长。

3. 随季节而变化的下雨、刮风等天气状况及气压。

## 通过阴阳五行了解季节变化和心理症状

本书以最贴近人体直观感受的方式，将一年分为五个季节，这一分类方式源于中医的阴阳五行思想。这种思想将自然、心理、身体、食物，乃至万事万物分为五种类型。

除了春、夏、秋、冬四季外，本书中还有“长夏”这个季节。长夏指从潮湿的梅雨季节开始，到台风季节结束、即将入秋的时期。每个季节都有各自的特征，春天的特征是风，夏天的特征是热，秋天的特征是燥，冬天的特征是寒，长夏的特征是湿。

在阴阳五行的基础上，还可以根据昼夜长短，将一年分为“阴”时期和“阳”时期：

· 一天中白昼更长，属于“阳”时期。

· 一天中黑夜更长，属于“阴”时期。

昼夜时长几乎相等的春分和秋分是白昼变长或变短的分界点。自春分起，白昼开始变长；秋分过后，白昼开始变短。另外，一年中白昼最长的日子是夏至，一年中白昼最短的日子是冬至。

· 春分：太阳从正东方升起，于正西方落下，昼夜几乎等长。

· 夏至：太阳的位置最靠北，白昼最长。

· 秋分：太阳从正东方升起，于正西方落下，昼夜几乎等长。

· 冬至：太阳的位置最靠南，白昼最短。

各个季节太阳照射地球的角度不同，日照时长、光的强度、气温也随之变化。

阳光比我们想象的更加重要。例如，维生素D的合成量会随着日照时长而变化。如果维生素D不足，心理就会出现问题。这就是为什么在日照时间较短的“阴”时期，我们更容易感觉心理不适。此外，梅雨季节日照时间也比较短，这时心理更容易疲劳。

## 人的身体与季节息息相关

下一页将介绍人的身体与季节的五行关系。人的五脏（肝、心、脾、肺、肾）会互相影响，在保持一定平衡的前提下，时而配合默契，时而紊乱不调，形成每个人独特的体质。

除此之外，人体的“气”“血”“水”也至关重要。“气”指“气力”，是心灵和身体运行所需的能量；“血”即字面意义上的“血”，是身体的营养来源，也是支撑心灵的物质；“水”即滋润身体的物质。

# 人的身体与季节的五行关系

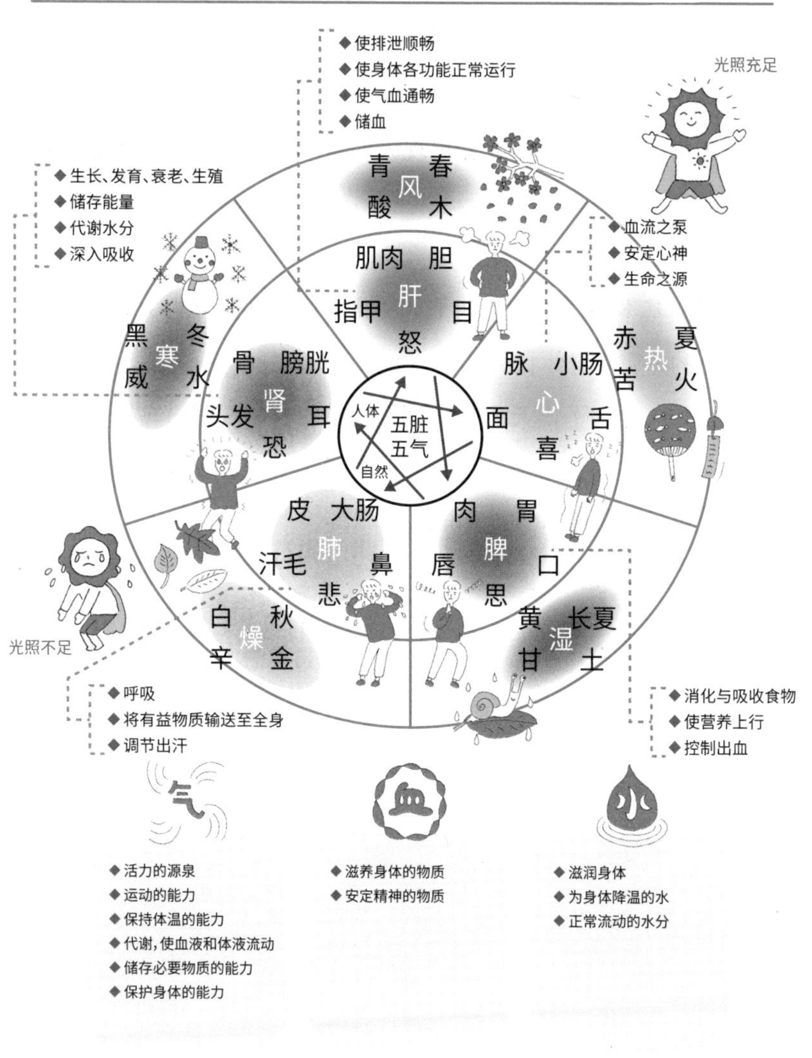

人的身体与春、夏、长夏、秋、冬这五个季节息息相关。例如，通过上一页的图示可知，春季肝易虚弱，易发怒，眼睛易疲劳。如果能针对季节搭配饮食，就能解决各个季节易出现的身体及心理问题。

本书以月、周为单位，展现人的身体与五个季节的关系。可以在解决心理问题时参考上一页的示意图。

根据基本的身体机能和季节变化，可以利用五行关系来分析每个人的体质和身体状况。

例如，你有下雨天容易忧郁、换季时容易失眠，冬天不愿意出门等症状吗？通过五行判断自己的类型，了解身体的弱点，就能提前为应对心理不适做好准备。

请参考第15 ~ 16页，从较弱的脏器、身体容易紊乱不调的季节、心理倾向、食疗要点这四个方面了解自己的身体状况。

## 根据五行判断自己的身体状况

问题1　（肝）

□ 头痛、肩膀僵硬、后背僵硬
□ 眼睛疲劳、干眼症
□ 有磨牙、咬牙的习惯
□ 脸部肌肉抽动

个

问题2　（心）

□ 脸上发热，下半身发冷
□ 容易心悸或气喘
□ 轻微运动就会出汗
□ 手脚易水肿

个

问题3　（脾）

□ 易胖或易瘦
□ 唇周干燥，易患口腔溃疡或口角炎
□ 腹胀，有胀肚感
□ 口水多

个

问题4　（肺）

□ 易过敏体质
□ 经常便秘或腹泻
□ 不易出汗
□ 咽喉和鼻子经常不适

个

问题5　（肾）

□ 尿频或尿少
□ 容易患生殖器官疾病
□ 白发多、易脱发
□ 耳鸣或感觉耳内有闭塞感

个

哪个部位出现的症状最多呢？症状最多的部位就是你容易出现问题的部位。下一页会对此进行详细说明。

## 用五行检查身体的弱点

### 弱点1　（肝）

· 容易心神不宁的时期：春
· 心理倾向：易发怒
· 身体紊乱的导火索：压力过大

◆食疗重点
蛋白质、铁等矿物质、维生素C、十字花科蔬菜
（推荐食用鸡蛋、牛肉、猪肉、鸡肉、柠檬、青椒、西蓝花、小松菜等）

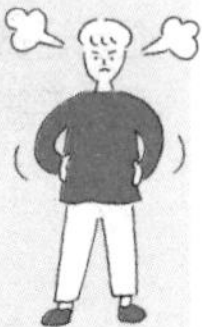

### 弱点2　（心）

· 容易心神不宁的时期：夏
· 心理倾向：不安、失眠
· 身体紊乱的导火索：缺乏运动

◆食疗重点
夏季蔬菜、青背鱼；注意油的摄入方法
（推荐食用秋葵、帝王菜、番茄、沙丁鱼、鲑鱼、椰子油、毛豆、核桃等）

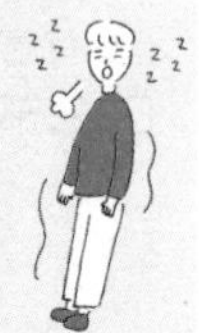

### 弱点3　（脾）

· 容易心神不宁的时期：长夏
· 心理倾向：易多虑
· 身体紊乱的导火索：饮食不健康

◆食疗重点
不要过量摄入精制糖、油及饮料
（尽量少食用拉面、三明治、冷冻食品、果汁、酒、巧克力等）

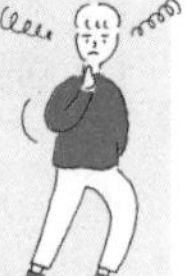

### 弱点4　（肺）

· 容易心神不宁的时期：秋
· 心理倾向：易悲伤
· 身体紊乱的导火索：便秘、腹泻

◆食疗重点
调理肠胃的食品、B族维生素、香草、香料、矿物质
（推荐食用香蕉、苹果、纳豆、冻豆腐、花生、大蒜、洋葱、葱、生姜等）

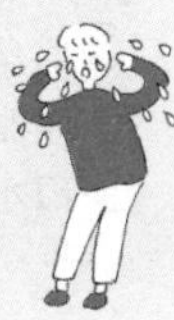

### 弱点5　（肾）

· 容易心神不宁的时期：冬
· 心理倾向：易感觉恐惧、易受惊吓
· 身体紊乱的导火索：睡眠不足

◆食疗重点
锌等矿物质、维生素D、助消化食物
（推荐食用蚬、牡蛎、木耳、鱿鱼、山药、海带、裙带菜等）

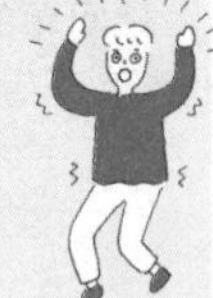

人的心理状态会随着季节更替而变化。关注自己内心与身体的状态，选择适合自己的食疗方式非常重要。身体紊乱的导火索不分季节，应该时刻保持警惕。

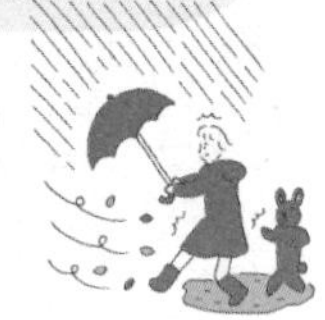

## 风创造季节，影响我们的心理

在影响心理的自然条件中，绝不可忽略风。日本附近有形成于北极附近的冷气团——西伯利亚气团与鄂霍次克海气团，也有形成于赤道附近的暖气团——小笠原气团、扬子江气团和赤道气团。这些暖气团覆盖的区域广阔，形成高气压，并流向气压低的地方。

如果暖气团的暖锋与冷气团的冷锋势力相当，就会形成静止锋。这时，人们会长时间感受到气压的变化。特别是气压较低时，许多人会感觉身体不适，易疲劳，出现头痛等症状，感觉心理疲劳。尽管存在个体差异，但气压的变化会影响神经，使人注意力不集中、失去干劲儿等。在日本，能让人长期感受到气压变化的静止锋有菜种梅雨、梅雨前线、秋雨前线、山茶花梅雨等。

# 季节与心理变化年表

| 月 | | 1月 | 2月 | 3月 | 4月 | 5月 |
|---|---|---|---|---|---|---|
| 时间点 | | 新年 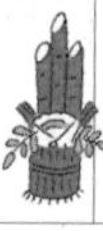 | | 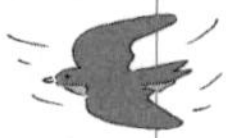 | 新年度 | 黄金周 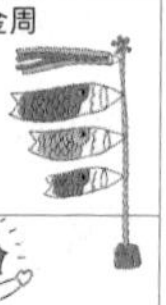 |
| 自然的变化 | 太阳位置的变化 | | | 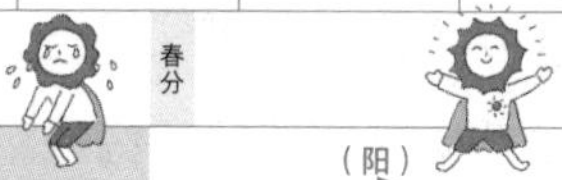 春分 | | |
| | 日照时间 | （阴）日照时间短 | | | （阳） | |
| | 低气压（静止锋） | | | | 菜种梅雨 | |
| 心理状态 | 每季 | 冬（肾）：易感觉恐惧、易被惊吓 | | | 春（肝）：易发怒 | |
| | 每月 | 不想与人见面 | 容易惊恐 | 持续焦虑 | 有攻击性 | 易感到不满 |
| 脏腑辨证（中医诊断） | | 肾阳虚、闭藏 | 肾阳虚、心肾不交 | 肝血虚、肝阳上亢 | 肝血虚、肝气郁结 | 肝风、肝胆湿热 |
| 体内的炎症 | | ◆ 能被阳光照射的时间减少，体内血清素与维生素D减少<br>◆ 不规则的生活习惯造成昼夜节律紊乱→皮质醇紊乱 | ◆ 由于天气寒冷及各种压力，分泌皮质醇的肾上腺疲劳<br>◆ 肾上腺疲劳时，血糖调节功能不佳 | ◆ 春季活跃的肝脏容易受损<br>◆ 从阴向阳转变的季节，憋闷的情绪容易爆发 | ◆ 与上个月相同，肝脏负担较大 | ◆ 不健康的生活习惯造成人体内的常在菌——念珠菌在肠道内繁殖过多 |
| 抑制炎症的行为 | | 在固定的时间起床沐浴阳光 | 控制摄入使血糖急速升高的食物 | 摄入调理肠胃的食物和助消化食物，减轻人体消化动物性蛋白质的负担 | 摄入抗炎食物，促进身体解毒 | 控制砂糖、麸质、高脂肪食物、酪朊、酒精的摄入 |
| 必需的营养物质 | | 维生素D | 维生素D、锌 | 动物性蛋白质 | 铁、维生素C | 抗炎食物 |

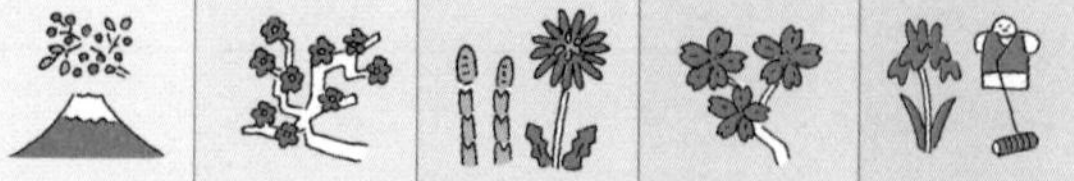

续表

| 6月 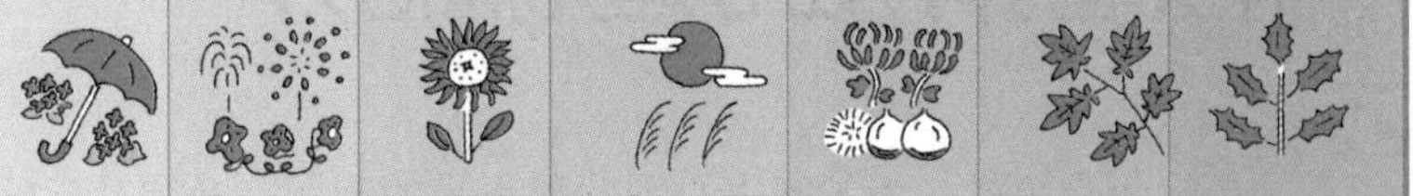 | 7月 | 8月 | 9月 | 10月 | 11月 | 12月 |
|---|---|---|---|---|---|---|
| | | 盂兰盆节 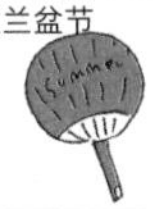 | | | | 年末 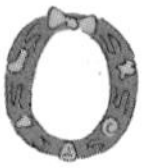 |
| 夏至 | | | 秋分 | | | 冬至 |
| 日照时间短 | | | （阴）日照时间短 | | | |
| 梅雨前线 | | 秋雨前线 | | | 山茶花梅雨 | |
| 夏（心）：不安感、失眠 | | | 秋（肺）：易悲伤 | | | 冬（肾）：易感觉恐惧、易被惊吓 |
| 长夏（脾）易多虑 | | | | | | |
| **责备自己** | **坐立难安** | **多虑、失眠** | **不愿挑战** | **想哭** | **对自己失望** | **容易情绪低落** |
| 脾胃湿热 | 痰热内扰、脾气虚 | 心脾两虚、心热 | 阴虚燥结 | 肺阴虚、燥邪犯肺 | 肺肾阴虚、闭藏 | 脾肾阳虚、肠胃积滞 |
| ◆ 梅雨季节到来，气压产生变化，日照时间短<br>◆ 容易依赖促进多巴胺分泌的食物，请注意不要用暴食缓解压力 | ◆ 高温潮湿环境下体温难以自行调节，自律神经紊乱，热气聚集，气力不足 | ◆ 排汗造成矿物质流失。闷热、紫外线、气压变化等因素使得体内产生活性氧 | ◆ 秋季易便秘，随着肠道环境恶化，B族维生素的吸收率下降，产生能量的线粒体功能低下。肠脑相通机制造成心神不宁 | ◆ 秋季最大的特征就是辐射冷却、干燥空气等引起的“秋倦”<br>◆ 与9月相同，肠胃功能低下，肠道吸收矿物质的功能下降 | ◆ 秋季干燥，唾液分泌少，味觉易钝化 | ◆ 腹部寒凉、饮食不注意养生等原因会造成肠胃功能低下<br>◆ 注意不要频繁使用抑制胃酸分泌的胃药 |
| 控制砂糖、麸质、高脂肪食物、酒精的摄入 | 不喝降低消化、吸收功能的冷饮 | 不食用含有欧米伽6脂肪酸、反式脂肪酸的食物 | 平时注意补充水分，多喝开水 | 食用调理肠道的食物，增加改善肠道环境的短链脂肪酸 | 控制摄入食品添加剂含量高的加工食品 | 注意不要暴饮暴食，或摄入过多糖质、脂质 |
| **蛋白质、铁、B族维生素** | **夏季时令食物（夏季蔬菜、椰子油等）** | **欧米伽3脂肪酸** | **调理肠胃的食物、B族维生素** | **矿物质类** | **自己做的调味料** | **助消化食物** |

# 补充营养，让心理充满活力

前面介绍过，为了解决心理营养不足的问题，必须补充营养，促进有助于心理健康的激素分泌，强化相关部位的功能。

下面详细介绍相关营养物质的具体内容。

## 让情绪更丰富的蛋白质、B族维生素、铁

我们为什么会有高兴、低落、紧张、不安等多种多样的情绪呢？

这是人类大脑中的“神经递质”引起的。蛋白质、B族维生素和铁是合成神经递质不可或缺的营养物质。

我们摄取的蛋白质会在肠胃中被分解为氨基酸，并输送至大脑，成为神经递质。在输送过程中，B族维生素和铁能起到辅助作用。

## 使情绪丰富的神经递质是如何产生的

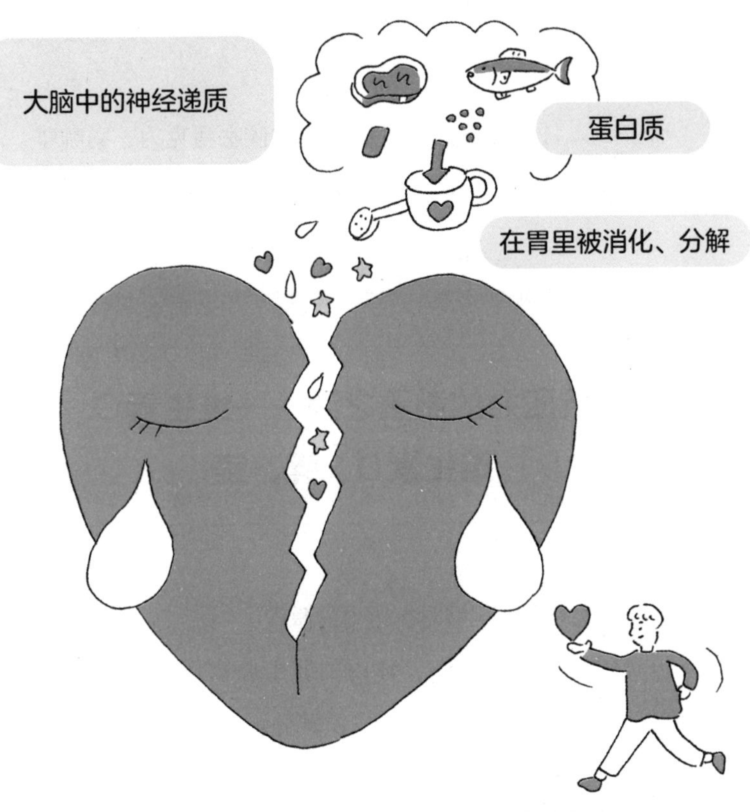


☆ 氨基酸

♡ B族维生素

◇ 铁

合成神经递质的营养物质
万万不能缺少！
充分补充营养，早日恢复
充满活力的心。

B族维生素不仅可以代谢蛋白质，还可以代谢糖质和脂质。

如果摄入过量的糖质和脂质，代谢过程中会消耗大量的B族维生素，合成神经递质的营养物质就会减少。

所以，如果想通过饮酒放松心情，缓解压力，可能会对心理健康产生反作用！

有许多人喜欢在忙碌或者疲劳的时候吃巧克力、喝咖啡，之后再去喝酒。这种行为其实会加剧心理营养不良的状况。

## 对抗压力的激素之源——维生素C、维生素D、锌、镁

下面为大家介绍能够对抗压力的激素。

当身体感受到压力时，体内的肾上腺皮质会分泌一种名为“皮质醇”的激素。压力越大，皮质醇分泌得越多，因此它也被称为“压力激素”。

除了精神压力外，气压、气温、湿度等也会让人产生压力。

调理肾上腺，防止皮质醇分泌紊乱是保持心理健康的重要手段。我们需要摄入维生素C、维生素D、锌、镁等营养物质。

遭遇压力时，人体会分泌皮质醇，但并不能保证持续、稳定地分泌——因为肾上腺会疲劳。

一旦肾上腺疲劳，就会停止分泌皮质醇。这时，人会感觉注意力下降、易疲劳、没精神、易产生抑郁情绪。

皮质醇一般在起床时分泌，所以早晨分泌量最多，越临近夜晚，分泌量越少。如果压力过大，夜晚分泌量增多，就会引起睡眠障碍。

特别是对女性而言，如果压力过大，容易导致经前期综合征或更年期症状加重、生理周期紊乱、性欲低下等。人体内还有多种性激素与皮质醇使用同样的原料。如果感受到压力，身体会优先分泌皮质醇。这样一来，人体就会出现缺乏性激素的症状。

另外，慢性压力下皮质醇分泌增加，会影响胰岛素和甲状腺激素分泌，从而使人感受到类似抑郁的情绪。胰岛素分泌失控，人体出现低血糖症状，逐步演变为心理疾病的病例并不罕见。

皮质醇是能够对抗压力的激素，但是过度分泌会带来弊端。我们应当摄入适当的营养物质，调理分泌皮质醇的肾上腺，让体内的皮质醇水平达到平衡。

## 压力导致皮质醇分泌过多

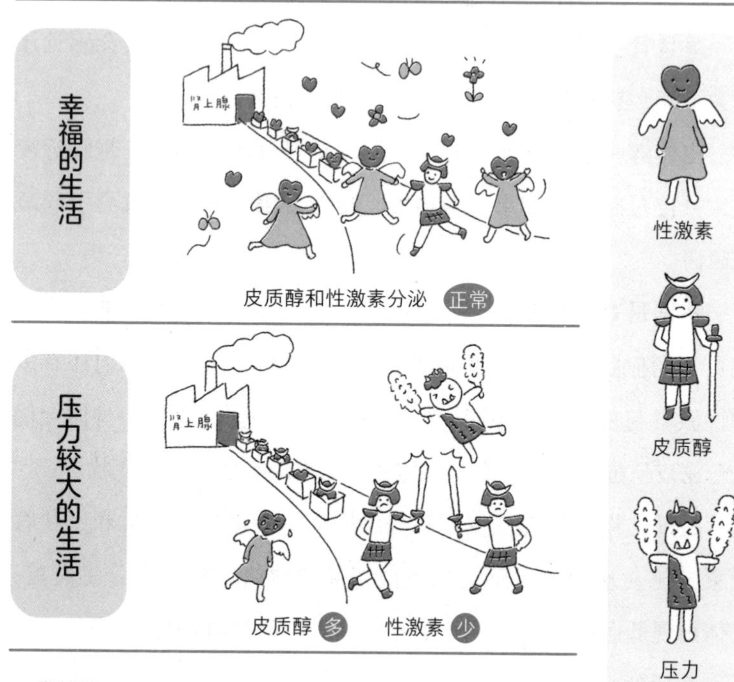


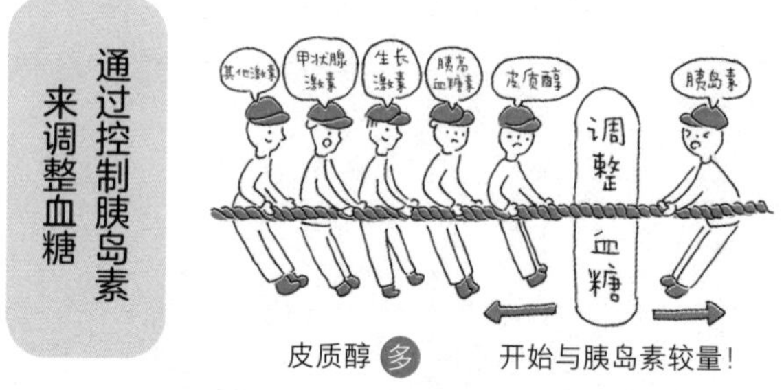


**能够降低血糖的激素只有胰岛素。**
**压力会导致皮质醇分泌过多，进而造成血糖紊乱。**

## 让人充满干劲儿的优质脂质、蛋白质、B族维生素、铁、镁

在维持身体活动的能量中，有一种名为“ATP”（腺嘌呤核苷三磷酸）的高能化合物。不管我们如何努力地摄入食物，只要没有转换为ATP，就无法成为供身体活动使用的能量。人体内有几十万亿个细胞，每个细胞都在生产ATP。食物在胃里被分解为最小的单位，制造ATP的营养物质顺着血液或淋巴液，流向全身的细胞，并在细胞内生成能量。

制造ATP的营养物质是脂质、蛋白质、糖质、B族维生素、铁、镁。其中，糖质是最优先被转化为ATP的营养物质，但是它生成的ATP量较少。也就是说，如果摄入过多的糖质，就会影响脂质、蛋白质等营养物质高效地生成ATP。身体缺乏ATP，自然会容易疲劳。想要高效地生成ATP，就要控制糖质摄入，同时补充铁和B族维生素。

## 精力之源ATP的来源

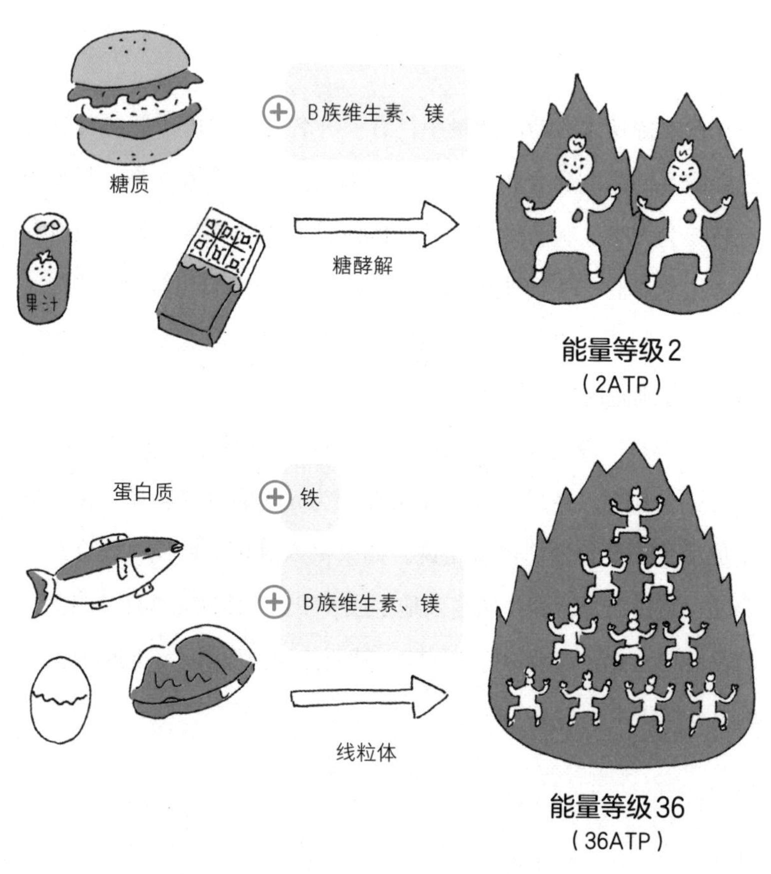


铁是制造能量不可或缺的物质。

帮助我们提升干劲儿！

# 对心理有益的不可或缺的营养物质

为了丰富情绪、增强抗压能力、提升干劲儿，最不可或缺的重要营养物质有哪些呢？

最重要的是蛋白质和铁。但请注意，蛋白质和铁存在于动物性食物和植物性食物中，并非能全部被身体高效地吸收。

评价蛋白质质量的指标被称为“氨基酸评分”。构成蛋白质的氨基酸分为人体不能自发产生的必需氨基酸与能够自发产生的非必需氨基酸。根据食物中必需氨基酸的含量，就可以算出氨基酸评分。与植物性食物相比，动物性食物的氨基酸评分往往更高。

铁可以分为血红素铁和非血红素铁两种。从动物性食物中获得的血红素铁的吸收率更高。

因此，要想心理健康，就少不了鸡蛋、鸡肉、猪肉、牛肉、鱼、贝类等动物性食物。接下来，会在每周、每月的食疗方案中详细说明。

## 让心灵元气满满的营养物质和食物

| | |
|---|---|
| 1.蛋白质 | 牛肉、鸡肉、猪肉、鸡蛋、羊肉、蚬、虾、沙丁鱼、竹荚鱼、墨鱼、螃蟹、章鱼、鲑鱼、蛤蜊、扇贝 |
| 2.B族维生素 | 鳕鱼子、鲑鱼子、筋子[①]、鲱鱼子、香蕉、黄豆粉、糙米酵素饭、燕麦片、纳豆、豆腐、南瓜、猪肉、动物肝脏、牡蛎、花生、毛豆、鸡蛋 |
| 3.维生素C | 柠檬、西蓝花、南瓜、青椒、彩椒、猕猴桃、卷心菜 |
| 4.维生素D | 青花鱼、竹荚鱼、沙丁鱼、香菇、木耳、鸡蛋、灰树花菌、鲑鱼、动物肝脏 |
| 5.矿物质 | 鳕鱼子、鲑鱼子、筋子、鲱鱼子、裙带菜、黄豆粉、牡蛎、羊肉、鹰嘴豆、牛肉、高野豆腐、糙米酵素饭、银鱼、花生、鱿鱼、白萝卜干、动物肝脏、鸡蛋、猪肉、蚬、蛤蜊、虾、扇贝、秋刀鱼、小松菜 |
| ·锌 | 牡蛎、花生、白萝卜干、鱿鱼、鸡蛋、牛肉、猪肉、虾、扇贝 |
| ·铁 | 动物肝脏、鸡蛋、沙丁鱼、蛤蜊、牛肉、蚬、小松菜、秋刀鱼、白萝卜干 |
| 6.欧米伽3脂肪酸 | 亚麻籽油、紫苏油、核桃、竹荚鱼、鲭鱼、沙丁鱼、奇亚籽、银鱼、麻仁 |
| 7.中性脂肪酸 | 椰子油、MCT（中链甘油三酸酯）油 |
| 8.调理肠胃的食物 | 秋葵、帝王菜、纳豆、味噌、牛油果、香蕉、裙带菜、海带、苹果、橄榄油、牛蒡、白萝卜干、酒曲、山药、燕麦片、泡菜、盐曲、糙米、酵素米、甜酒、低聚糖 |
| 9.抗炎食物<br>·香料、香草、香味蔬菜 | 生姜、咖喱粉、可可、芥末、丁香、花椒、胡椒、五香粉、大蒜、紫苏、肉桂、洋葱、迷迭香、野姜、欧芹、薄荷、香菜、罗勒、茴香、藏红花、大葱、牛至、百里香、辣椒、香菜、孜然、姜黄 |
| ·十字花科蔬菜 | 卷心菜、西蓝花、西蓝花芽、芝麻菜、小松菜、大头菜、萝卜、白菜、小白菜、羽衣甘蓝、花椰菜、油菜花 |
| ·夏季蔬菜 | 帝王菜、秋葵、苦瓜、芹菜、番茄、黄瓜、西葫芦、南瓜、毛豆 |
| 10.助消化食物 | 山药、卷心菜、萝卜、海带、大头菜、秋葵、帝王菜、梅干 |

① 包裹在卵巢中的整块鲑鱼子。——编者注

# 导致心神不宁的原因

下面详细介绍那些导致心神不宁的原因。

## 心神不宁的原因① 发生炎症时分泌的皮质醇

皮质醇是身体对抗压力时产生的一种必要的激素。此外，身体也会分泌皮质醇以抑制炎症。体内的皮质醇既要对抗压力，又要消除炎症，生成皮质醇的速度跟不上，无法产生足够的皮质醇对抗压力，导致抗压能力变弱，就会造成心神不宁。

## 心神不宁的原因② 有害菌造成的炎症

肠道环境紊乱时，有害菌数量增加，就会引起炎症。这些细菌会在过量摄入食物时大量繁殖。即便是对身体有好处的蛋白质，一旦过量摄入，也会造成有害菌增殖，产生氨气、粪臭素、硫化氢等有害物质，引发肠道炎症。这些有害物质会对肝，甚至大脑造成损伤，导致心神不宁。

## 心神不宁的原因③　肠漏综合征造成的炎症

导致心神不宁的第三个原因中，关键点在于肠壁。

肠壁细胞间隙会因为念珠菌增殖或摄入过量麸质与酪蛋白而变得松散。这时身体可能会吸收本不应被吸收的有害物质等大分子物质。这种疾病被称为肠漏综合征。

如果患了肠漏综合征，可能会影响大脑，甚至是全身各处，导致心理疲劳或过敏症状。

患肠漏综合征的一个原因是念珠菌。念珠菌是一种常在菌，因引起女性特有的念珠菌性阴道炎而广为人知。其实，它还存在于消化器官中。平时它对人体健康没有多大影响，一旦饮食、压力、药品等原因造成肠道环境紊乱，它就会大量增殖，给身体带来负面影响。摄入甜食、面食会促进念珠菌增殖。此外，抗生素、类固醇、避孕药等药物也会促进其增殖。念珠菌还会吸收体内的铁，造成缺铁性贫血，使身体更易疲劳，心理更易抑郁。

另一个原因是小麦和乳制品中的麸质和酪蛋白。麸质和酪蛋白的结构很难分解，因此它们在到达肠道时一般还未被消化，容易引起肠道黏膜炎症。

此外，小麦和乳制品具有成瘾性，很容易过量摄入，引发炎症的概率更高，也更容易造成身体和心理不适，让人出现情绪不稳定、异常亢奋、思维迟缓等症状。

## 心神不宁的原因④　糖质造成的炎症

如果过量摄入糖质，多余的糖质会在体内与蛋白质结合，引发炎症。这时产生的有害物质被称为“糖基化终产物”，会损伤大脑和神经细胞。

分解糖质需要B族维生素。B族维生素是保持心理健康的必要营养物质，因此这一过程会消耗保持心理健康需要的营养物质。

## 能有效抑制炎症的三种食物

如果心理炎症持续产生，人就无法控制自己的内心。以下三种食物对抑制心理炎症很有效果：

1. 具有抗菌、消炎作用的油。
2. 具有抗菌、消炎作用，能促进解毒的抗炎食物。
3. 能够调理肠道环境、促进有益菌增殖的食物。

### 1. 具有抗菌、消炎作用的油

首先介绍能抑制炎症的油。油可以分为常温下易凝固的油和不易凝固的油。不易凝固的油还可细分为含欧米伽3脂肪酸的油、含欧米伽6脂肪酸的油和含欧米伽9脂肪酸的油。易凝固的油可分为含短链脂肪酸的油、含中链脂肪酸的油和含长链脂肪酸的油。

其中有两种油格外重要。一种是含欧米伽3脂肪酸的油。它不仅能抑制炎症，也是形成细胞膜的原料，还有提升细胞活性的作用。亚麻籽油和紫苏油属于这一类。另一种是含中链脂肪酸的油。它具有抗菌效果，能迅速代谢成能量，产生酮体，代替葡萄糖成为大脑的能量之源。MCT油和椰子油属于这一类。

也有一些需要警惕的油，例如含欧米伽6脂肪酸的油。欧米伽6脂肪酸是人体必需的脂肪酸，但过量摄入会引发炎症。另外，油往往更容易堆积在体内脂肪含量较高的部位。大脑的脂肪含量较高，因此反式脂肪酸很容易积聚在大脑中，引发炎症。反式脂肪酸并不是身体必需的营养，因此应避免摄入含反式脂肪酸的油。

## 2.具有抗菌、消炎作用，能促进解毒的抗炎食物

接下来介绍的是能够抑制心理炎症，促进排泄的代表性食物——香草、香料及香味蔬菜。它们能够帮助肝解毒、强化抗压能力、发挥抗菌作用。

实际上，这些食物也可以用在中药药方中。肉桂、生姜、丁香、茴香、紫苏、豆蔻等都是常见的中药药材。后面提到的菌菇和山药也属于这类食物。

### 3. 能够调理肠道环境、促进有益菌增殖的食物

有益菌能调理肠道，它们的“口粮”正是发酵食品、低聚糖和膳食纤维。

摄入这些物质，就能使肠道内的双歧杆菌、乳酸菌等有益菌增殖，减少有害菌，从而降低发生炎症的风险。

后文会根据每周、每月的气候，提供以这些食物为原材料的食疗方案。

想了解容易引起炎症的食物，请参考下一页的表格。

## 引发“心理炎症”的食物

| | |
|---|---|
| 主要由糖质构成的食物 | 巧克力、蛋糕、炸丸子、面包、拉面、比萨、麦片、面粉、烘焙甜点、咖喱酱、炖肉汤、乌冬面、意大利面、含糖酸奶、含糖果干、营养饼干、煎饼、速溶汤 |
| 饮品 | 几乎所有冰凉的饮品（包括冰沙）、咖啡、酒、牛奶、营养补充剂、市面上贩售的蔬菜汁、运动饮料 |
| 含欧米伽6脂肪酸、反式脂肪酸等的食物 | 人造黄油、起酥油、人造奶油、膨化食品、汉堡、炸薯条、油炸食品、冰激凌、色拉油、红花籽油、玉米油、冷冻食品、杯面、加热即食食品 |

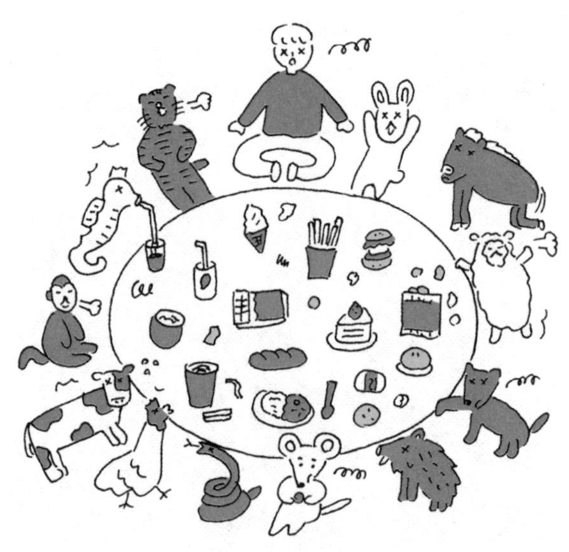

# 选择和使用适当的作料是心理健康的基础

很多人在选择作料时认为，既然每天都要用，干脆选便宜的就好。

其实，作料中含有大量有利于心理健康的营养物质。正因为每天都要摄入，所以更应该精心挑选。

许多作料是发酵而成的，具有调理肠道环境的作用。但如果省略发酵的过程，仅保留调整味道的作用，就失去了保健效果。有些作料中甚至含有会对身体造成负担的物质。

我们原本可以从甜味剂和盐中获取丰富的矿物质、B族维生素等心理健康必需的营养物质。但如果作料并非天然的，而是人工合成的，我们就无法摄入这些营养物质。

也就是说，如果选择不当，原本有利于健康的作料反而会损害身体。

### ◆ 选择酱油的要点

酱油是由大豆、小麦和盐发酵而成的作料。除了这三种材料外，没有其他添加物的酱油可以放心食用。请选择没有添加焦糖色素、脱脂加工大豆、进口大豆、氨基酸、甜味剂等物质的酱油。

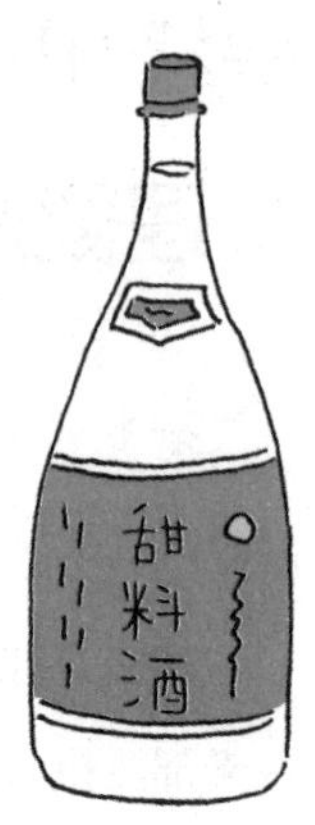


### ◆ 选择甜料酒的要点

正宗的甜料酒由糯米、米曲、烧酒制成，酒精含量约为14%。它可以去除食物的腥气，防止食物煮得过烂。请不要选择酒精含量低到约为1%的甜料酒，也不要选择添加葡萄糖、麦芽糖、香料、氨基酸、色素等物质的甜料酒。

### ◆ 选择盐的要点

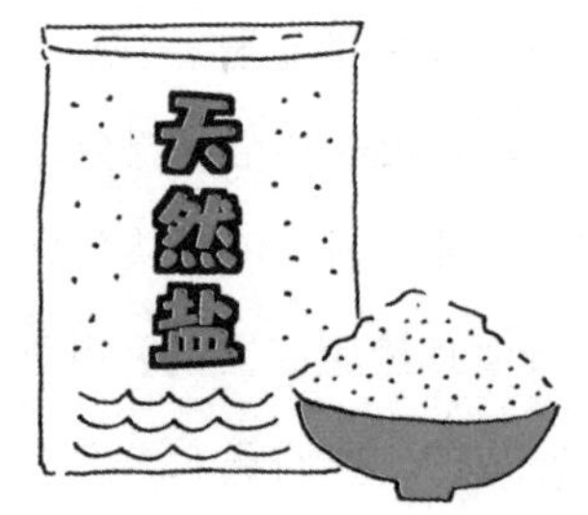


精制盐实际上是用化学方法制造的氯化钠，请不要选择精制盐，而是选择天然盐。

### ◆ 选择砂糖的要点

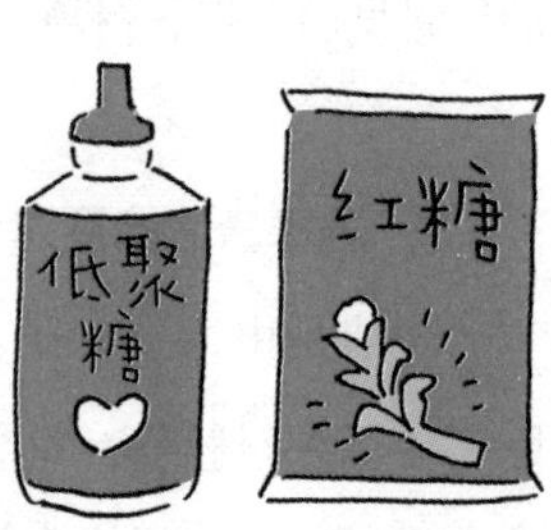


黑糖、红糖等没有经过过度加工，且能够从中摄取低聚糖和矿物质的砂糖最理想。黄糖呈淡褐色，看起来比白糖健康，但这是加热变色的结果，实际上它与白糖一样会导致血糖上升。

◆ **选择味噌的要点**

味噌是以大豆、天然盐、大米或小麦为原料，通过曲霉菌发酵而成的。选择包装上写着“天然酿造”，配料表中除了大豆、米、小麦、盐、米曲外不含其他物质的味噌更健康。

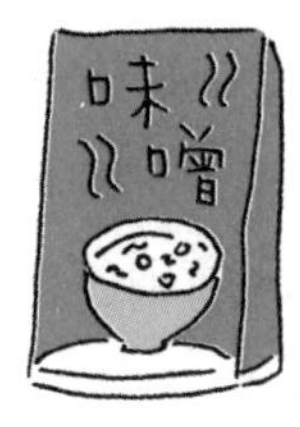


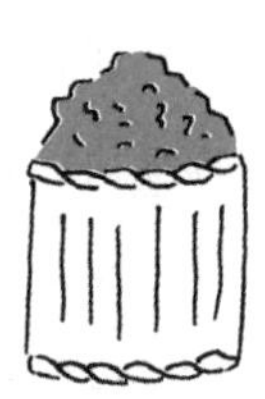

如果成分有酒精，会阻碍味噌充分发酵。请不要选择使用转基因大豆制作的味噌。

◆ **选择醋的要点**

醋可以分为酿造醋与合成醋。酿造醋是发酵而成的；合成醋是将合成的醋酸用水稀释，再加入甜味剂、食盐、化学作料等制成的。请选择酿造醋。

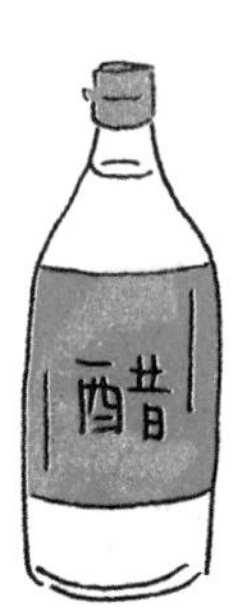


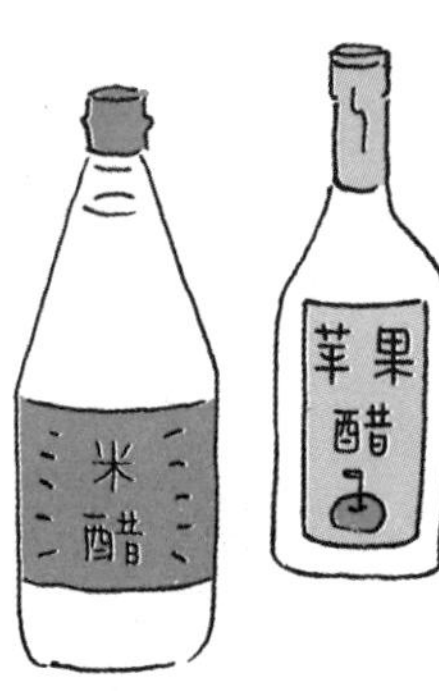

◆ **选择油的要点**

加热烹饪时，适合使用米油、特级初榨橄榄油、椰子油等。

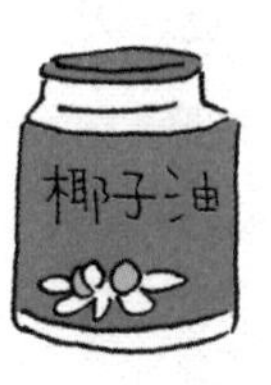


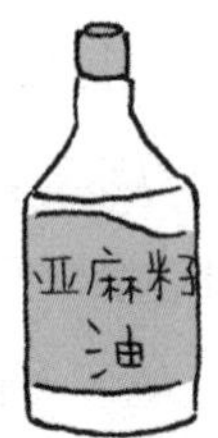


非加热烹饪时，适合使用亚麻籽油或紫苏油。

如果日常食用的作料都是由天然成分制成的，就没必要买柚子醋、油醋汁、拉面酱油等人工制作的作料。因为只要将天然作料混合在一起，就可以轻松地制作各种口味的料汁。

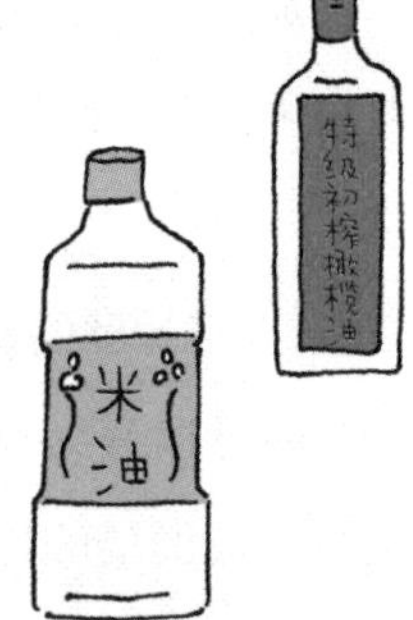


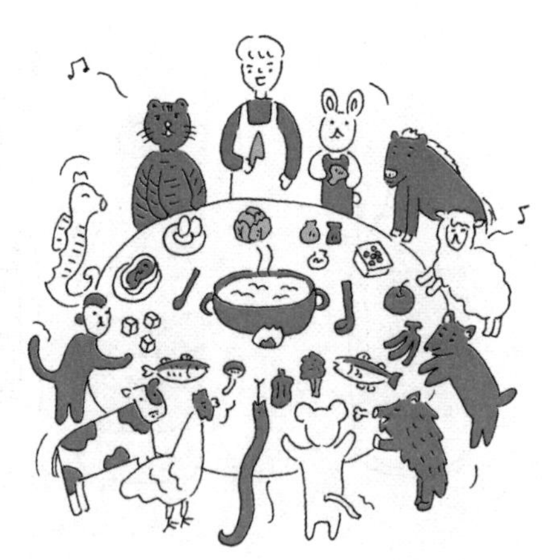

## 请注意每天的进食方式

1

**请端正姿势，不要驼背，不要用手肘撑着桌子**

这些动作会压迫消化器官。

2

**仔细品尝食物**

吃饭时分心做别的事，会让你难以控制食物的量，难以获得满足感。

3

**每次一个动作，慢慢吃**

吃饭最少要花20分钟。

4

**吃饭顺序很重要，从清淡的菜开始吃**

从清淡的菜开始吃，更容易品出每道菜的味道，无须添加多余的作料。尽量在最后摄入糖质。

5

**吃一口食物，左右各嚼15下**

口腔也是消化系统的一部分。为了不给肠胃增加负担，请充分咀嚼。很多人习惯用一边颌骨咀嚼，但这样会使单侧肌肉紧张，另一侧肌肉拉伸，可能会造成面部歪斜、肩膀僵硬、脖子僵硬、头痛。

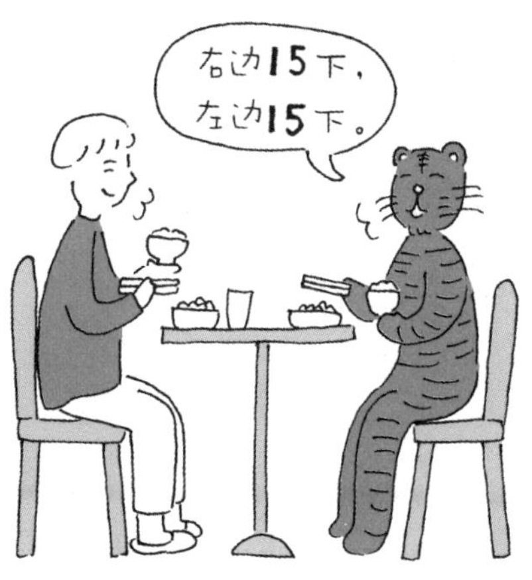

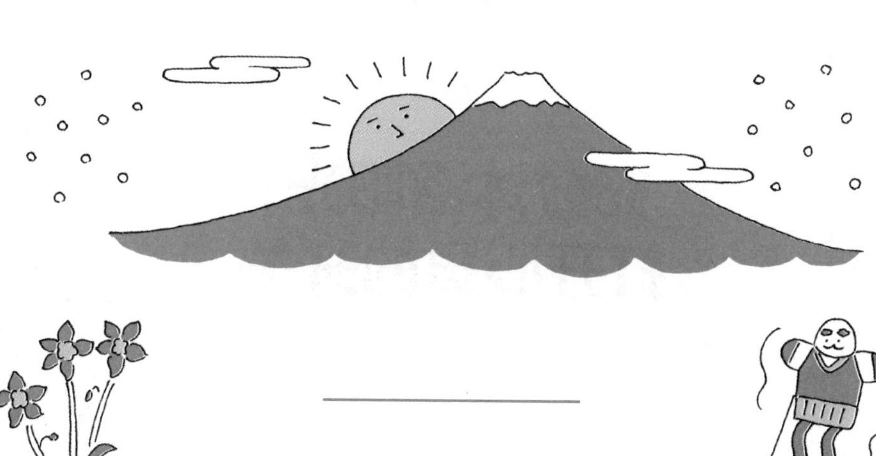

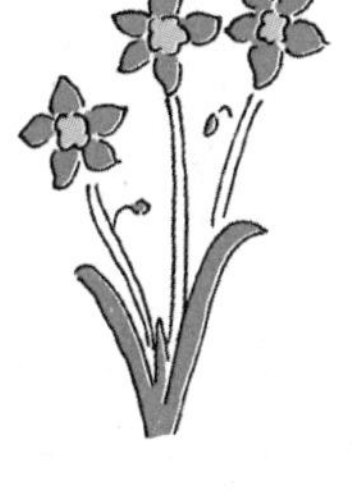

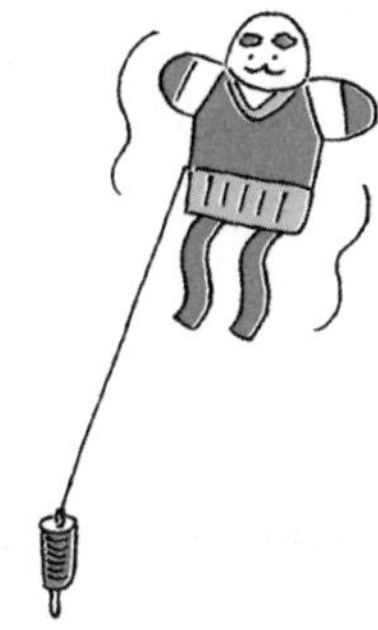

# 1月

## 冬

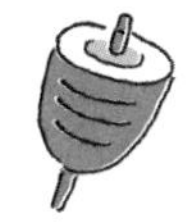

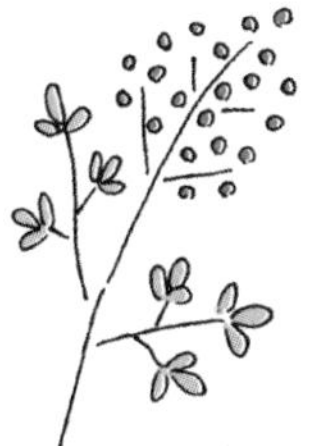

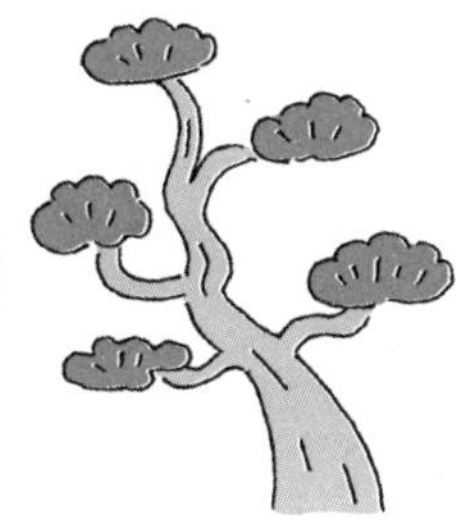

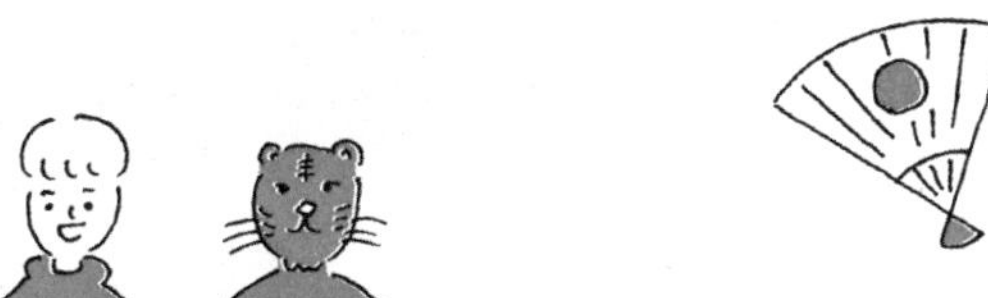

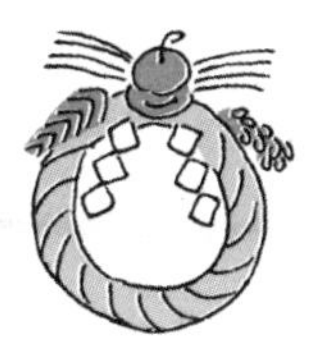

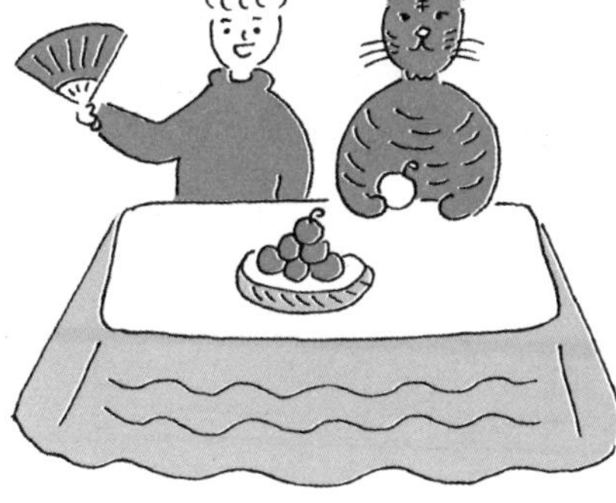

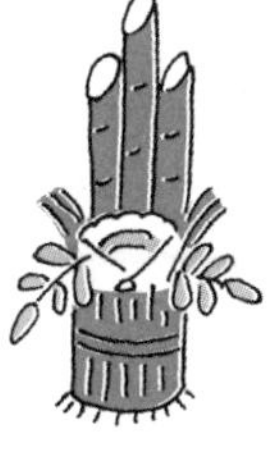

# 充分沐浴阳光，打开心灵的开关

## 由于日照时长较短，本月缺乏的心理健康所需的营养物质需要通过饮食补充

新的一年开始了。但与那种明快的气氛相反，你不知道为什么自己和周围的人形成了隔阂，不知不觉间对话也减少了，心情越来越抑郁。

这可能是因为缺少阳光带给人体的必要营养物质——维生素D和血清素。

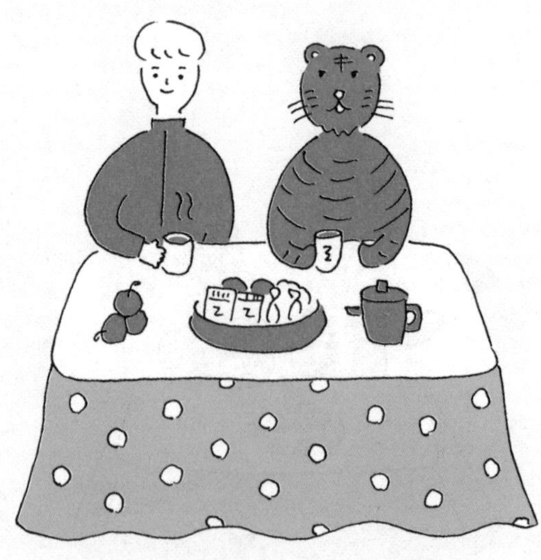

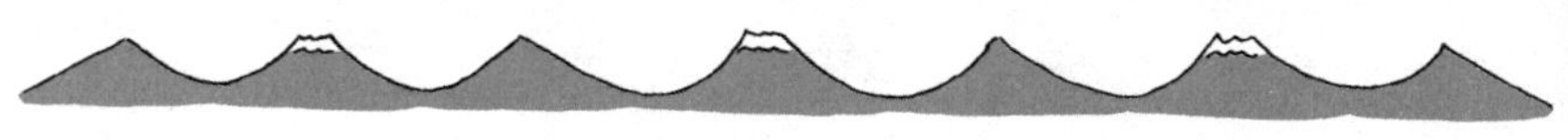

## 缺乏阳光和心理健康所需的营养物质，身心将“冬眠”

与新年的明快氛围相反，你是否有“总觉得很郁闷”“讨厌去公司”等感受呢？当然，假期刚刚结束也是原因之一，但在中医的观点里，1月肾较弱，人更容易感觉恐惧，更容易受惊吓。

肾包括肾脏和肾上腺。肾上腺位于肾脏上方，分泌各种激素。肾上腺又可以分为肾上腺皮质和肾上腺髓质。肾上腺皮质分泌能够对抗压力、调节血糖的皮质醇、性激素，以及调整体内水分和血压的醛固酮等激素。肾上腺髓质分泌肾上腺素、去甲肾上腺素、多巴胺等维持生命、保持心理健康所需的激素。

新年第一天的日出你看了吗？实际上，每天观赏日出对心理很有好处。

在受日照影响的激素中，最具有代表性的是肠道分泌的血清素和肾上腺分泌的皮质醇。它们都是心理健康不可或缺的激素。

一般来说，沐浴阳光后，身体会分泌血清素；到了夜晚，它会转化为优化睡眠质量的褪黑素，让人快速入睡。皮质醇在早上起床时分泌量增加，晚上分泌量减少。

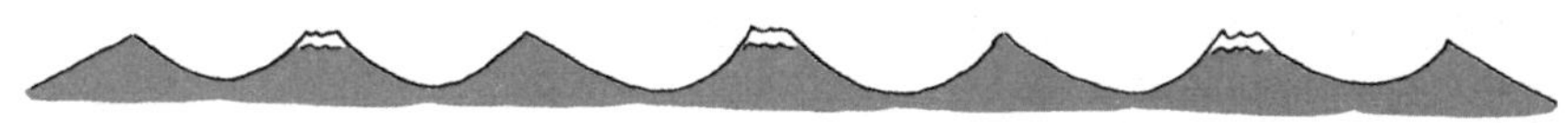

阳光会影响与睡眠有关的激素分泌，因此冬天日照时间变短，会导致入睡困难、深夜醒来、睡眠质量降低。

如果新年期间生活不规律，通宵熬夜，沐浴阳光的时间更短，身体受到的伤害会更大。

另外，冬季易感觉忧郁的现象被称为“季节性情感障碍”。其中一个原因是缺乏维生素D。维生素D可以改善大脑中神经递质的功能，进而保护大脑。

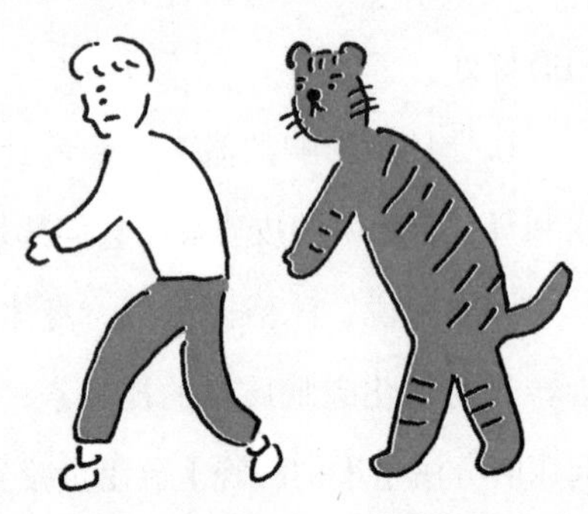

**◆皮质醇的分泌量在光的刺激下增加**

皮质醇在早晨起床时分泌量较多，能使人清醒，迎接美好的清晨。因此，在明亮的房间里醒来比在黑暗的房间里醒来更好。

另外，由于皮质醇的分泌量会在光的刺激下增加，睡前电脑屏幕、手机屏幕等的光线也会使皮质醇的分泌量增加，使人清醒，进而降低睡眠质量。

为了拥有更好的睡眠，请尽量营造晨明夜暗的环境吧！

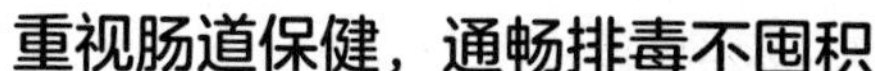

## 重视肠道保健，通畅排毒不囤积

包括1月在内的冬季被中医称为“闭藏”时期。在这段时期，人容易自我封闭、变得内向、不愿意与人接触，这些都是非常正常的。

“闭藏”时期的另一个特征是身体会积蓄能量。但身体在积蓄能量时会不分好坏，全盘接收。

如果在假期暴饮暴食或挑食，身体会累积大量有害的物质，使得肠道及其他部位引发炎症。皮质醇可以抑制炎症，生活习惯紊乱的人往往皮质醇分泌过度，更容易产生抑郁情绪。

正是由于这样的原因，以前人们会在正月吃用春季时令蔬菜做成的“七草粥”。它富含养肾和养胃的营养物质，能帮助人们健康地度过正月。这种想法现在也没有过时。1月应该有意识地补充营养，富含膳食纤维的蔬菜、菌菇等食物自不用说，还需要摄入能增强肠道黏膜的维生素D（鸡蛋、青花鱼、沙丁鱼等食物富含维生素D）。

◆干香菇的特殊用处

在制作味噌汤时，加入浸泡干香菇的水，就不必加高汤。汤中加入白萝卜干或洋葱，口味醇厚，不会刺激肠道。

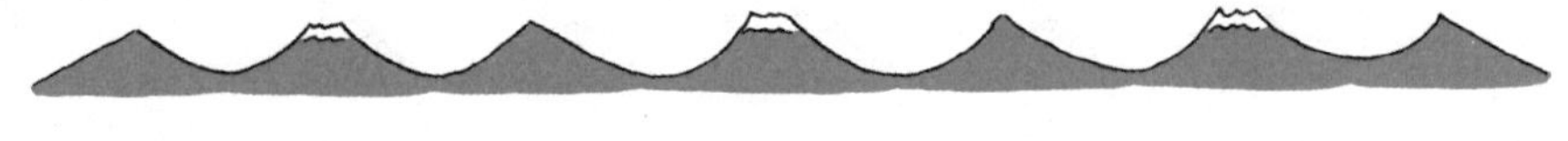

## 1月“急救站”

### 用葛根的力量改善消化功能，调整身体节奏

清晨沐浴着阳光，冲一杯葛根粉喝吧。早晨用饮品唤醒肠胃，逐步叫醒身体，有助于调整生物钟。此外，葛根粉可以让新年期间负担过重的肠胃功能得到缓解。用生姜或盐渍海带调味，口味更佳，可以减轻寒冷、暴饮暴食等因素给身体带来的伤害。

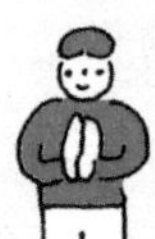

## 1月健康小知识

### 可以悠闲赖床的日子，也要在固定时间起床

新年假期结束，人容易感受到压力，比如对开展工作产生不安、与他人接触时过于敏感等。休假的时候，希望大家能尽量遵守一个原则，那就是在固定时间起床。

我们的身体会在每天初次感受到日照后的15小时左右变得困倦，因此与其在固定时间睡觉，不如在固定时间起床，这样更不容易破坏睡眠节奏。即使在能够悠闲地睡懒觉时，起床时间也不要比平时晚3小时以上。

---

◆**葛根粉**

葛根粉可以促进肠胃蠕动、调理肠道。虽然都被称为葛根粉，但有些产品中加入了红薯淀粉、马铃薯淀粉等。一定要购买葛根含量为100%的葛根粉。

◆**生姜**

可以预防感冒，缓解消化不良和宿醉。

◆**海带**

海带中含有水溶性膳食纤维，有助于调理肠胃。还含有海藻酸和褐藻糖胶，能保护肠胃黏膜。

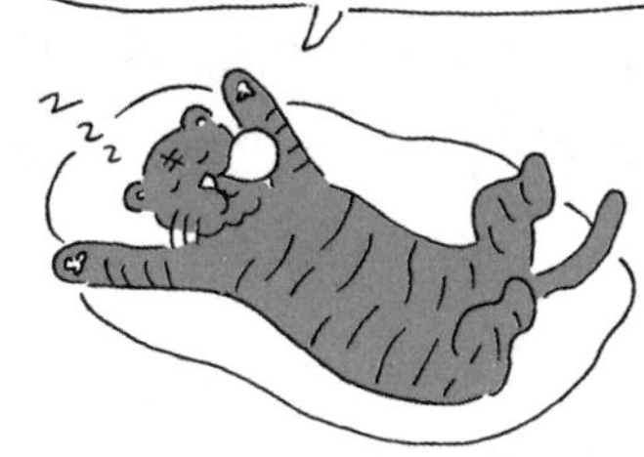


新年伊始，虽然许多人在节日气氛的影响下斗志昂扬，但实际上受自然环境的影响，很难在新年伊始让肾上腺素加足马力工作，大概只有少数人在年初就信心满满地觉得自己能完成年度计划。

我们从冬眠中醒来，沐浴明亮、温暖的阳光时，为了能充分地发挥自己的力量，从现在开始就做好准备吧！

◆日光浴一天晒多长时间为宜

晒日光浴的时间太长或太短都会产生问题。世界卫生组织建议，面部、双手、手臂的最佳日照时间是每周2 ~ 3次，夏季每次约5 ~ 15分钟。日本环境省建议，人大约每天需要10 ~ 30分钟的日光浴，当然这一时长也随地区或季节而变化。

# 借助太阳的力量，开始积极的一年

## 太阳的力量＋菌菇＋血清素的原料＝幸福的明天

在这个时期，应该避免熬夜、赖床，改变懒散的生活方式。每天的日照时间原本就不长，如果早上赖床，沐浴阳光的时间会更短。这样一来，从年初开始，生物钟就是紊乱的。如果希望在新年转换心情，不妨每天早起观赏日出，让身体分泌有利于心理健康的血清素和皮质醇是胜于一切的特效药。

中医将一年分为适合社交的“阳”时期和变得内敛的“阴”时期。日照时间较短的日子属于“阴”时期。这时人比较内向，与他人交往时会感受到压力。

请通过本月第1周的食疗计划，弥补缺失的阳光，养成摄入维生素D和能形成血清素的营养物质的饮食习惯，成为全新的自己吧！

在腰部贴发热贴

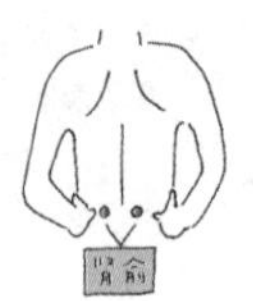


人的腰部有一个名为“肾俞”的穴位，可以帮助冬季较虚弱的肾更好地发挥作用。肾俞穴位于第二腰椎棘突下脂肪较少、热传导效果好的部位。因此在这里贴发热贴，就可以有效地温暖全身。

腹部发凉时，肠道内的有害菌会增加，有益菌就会减少。保持腹部温暖可以调理肠道环境。

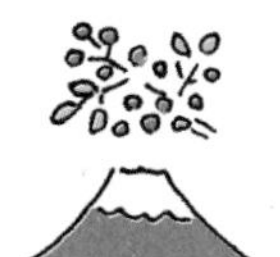

# 第1周
# 1/1 ～ 1/7

## ◆ 本周推荐食物 ◆

### 菌菇

菌菇含有丰富的维生素D，这是一种因日照而产生的营养物质。不仅如此，还含有丰富的B族维生素和膳食纤维。本周推荐食用口蘑、杏鲍菇、香菇等。

另外，干香菇的营养价值很高，而且鲜味很浓，耐储存，便于烹饪。维生素D是一种脂溶性维生素，与油一起摄入更容易吸收。

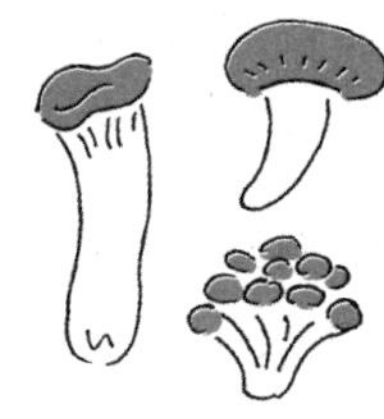

## ◆ 适合搭配食用的食物 ◆

### 鸡蛋

鸡蛋含有大量色氨酸。色氨酸是受日照影响的激素——血清素的原料。此外，鸡蛋还含有除维生素C外的所有心理健康必需的营养物质。可以用喜爱的菌菇与鸡蛋做美味的蛋花汤，也可以用菌菇和鸡蛋制作蛋包饭，像这样方便又营养的食谱还有很多。

美味的味噌腌蛋黄也值得推荐，可以提前多做一些储存起来，方便食用。只要把蛋黄放在味噌酱中腌制两三天，就能制成下酒菜或米饭的绝佳伴侣。剩下的蛋白可以放入味噌汤中食用。

### 重点

菌菇可以冷冻保存。这样不仅能延长保存时间，还可以破坏菌菇的细胞壁，促进营养吸收，增加鲜味。

如果你喜欢吃菌菇，下周也可以继续使用这个食疗方案。

# 击退严冬的低气压和寒冷带来的心理疲劳

## 木耳+补肾食物+阳光=不气馁的心态

1月刚开始可能是晴天，但往往还是会下雪。这多半是因为受低气压的影响，寒冷的云层覆盖地表，户外的空气不断降温，气压也随之下降。

气压下降时，人的情绪也容易消沉。这时正是身体积蓄能量的“闭藏”时期，新年时的暴饮暴食和运动不足，导致体内积存了比其他季节更多的无用物质。这时，低气压会让自律神经紊乱，使人感到不安或无法从容地接受突发事件，对心理和身体产生负面影响。

特别是身体状况容易受气压影响的人，在寒冷的环境中心理更容易封闭，更容易钻牛角尖，难以处理自己的情绪，陷入无意义的疲劳。

在本周的食疗计划中，为了培养强大的内心，建议补充改善脑部神经发育的维生素D，摄入能提升因天气寒冷而变弱的肾脏功能的食物。

如果想得太多，
不妨看一看
“分形”画面

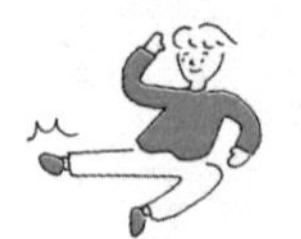

“分形”是自然界中看起来形态很复杂，实际上按一定规律排列、可以图案化的东西，例如排列规则的花瓣。观赏照片也能起作用，但如果条件允许，可以走出家门，在大自然中寻找并用心观赏包含“分形”画面的物体，也可以在网上搜索相关的图片，能起到安定心神的作用。

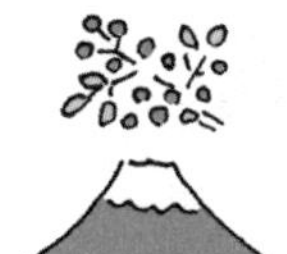

# 第2周
# 1/8 ~ 1/14

## ◆ 本周推荐食物 ◆

### 木耳

中医认为，木耳具有补血养肾的功效。木耳的维生素D含量在所有食物中数一数二。它还含有丰富的铁、钙等矿物质及膳食纤维。

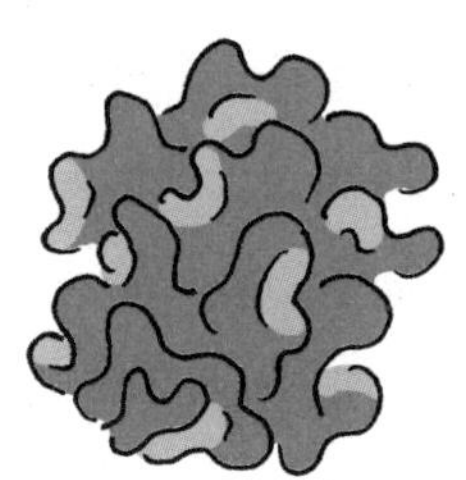

## ◆ 适合搭配食用的食物 ◆

### 虾

在中医的观点中，虾可以强化冬季虚弱的肾脏，温暖身体。它是一种高蛋白、低脂肪的食物，可以补充心理健康所需的营养。此外，它富含维生素E，能够改善冬季易阻塞的血液循环。

鸡蛋木耳炒虾、西班牙风味蒜香木耳虾等都是值得推荐的菜肴。

### 重点

木耳与前面推荐的干香菇都属于干货，耐储存，食用方便。如果不知道怎么做，就用来做味噌汤吧！只要在日常食用的味噌汤中加入适量木耳即可，这种便捷的方法更容易坚持。木耳富含膳食纤维和维生素D，今后可以有意识地经常食用。可以以本月的食疗方案为契机，让木耳成为家庭常备食物。心情抑郁或身体疲劳的时候，多吃木耳有益健康。

◆木耳汤

有一种名叫“毛木耳”的木耳，它的维生素D含量最高。木耳可以和红枣一起熬汤，有益气、润肺、补血的功效。

# 消除不适症状，排解不满

## 小鱼＋抗炎食物＋阳光＝为身体和心理解毒

日照时间短的寒冷冬日还在继续。这时，我们的心理和身体受气压和温度变化、降雪天气的影响，人容易蜷缩起来。如果没有好好控制体重，可能会发胖。

在这段“闭藏”时期，如果不运动，一味放纵自己吃喜欢的食物，体内就会比平时多囤积无用的物质，使心理和身体变得沉重。

体内囤积无用物质的状态在中医中被称为“湿热”。从心理方面看，表现为情绪焦躁、烦闷不安、失眠等症状。

在本周的食疗计划中，建议补充冬天必需的维生素D，还要积极摄入能强化肾上腺的食物，去除湿热。

迎着朝阳做操

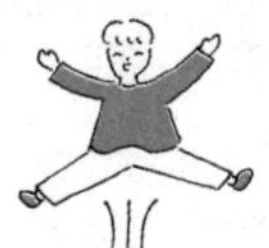

人体有能够调节睡眠等生理现象的“生物钟”。沐浴朝阳可以帮助我们轻松地调整生物钟。

可以在清晨做一些简单的运动，例如迎着朝阳做操、台阶运动、屈膝深蹲等。

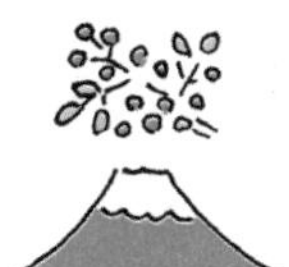

# 第3周
# 1/15 ~ 1/21

## ◆ 本周推荐食物 ◆

### 小银鱼等小鱼

小银鱼是丁香鱼（日本鳀）、青鳞仔（远东拟沙丁鱼）、玉筋鱼幼体的总称。食用这种可以一口吃掉的小鱼时，能够同时摄入其内脏、骨骼包含的所有营养物质。小银鱼的维生素D含量十分丰富，还含有钙、铁、锌、镁等矿物质，DHA（二十二碳六烯酸）、EPA（二十碳五烯酸）等欧米伽3脂肪酸，B族维生素等心理健康必需的营养物质。无论哪个季节出现心理不适，都可以食用。

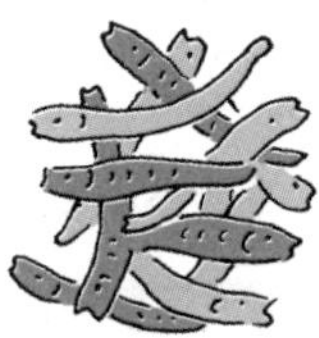

### 重点

将大量的紫苏和小银鱼浇在热豆腐上，就可以做成一道简单美味的菜肴。其实，只要用心观察，你就会惊讶地发现很多食品中含有方便食用的小银鱼。可以在平时常吃的菜里加一些，或者直接当作零食食用。养成这样的“小鱼习惯”，就能轻松地坚持本周的食疗方案。

## ◆ 适合搭配食用的食物 ◆

### 紫苏

紫苏具有解毒的功效，能够减轻新年期间肾上腺积攒的沉重负担，也可以预防常见的感冒。紫苏还有安定精神、消炎、止咳、发汗、解热、调理肠胃等多种作用，自古以来被用作中药药材。紫苏还能预防食物中毒、缓解肠炎。此外，它富含β－胡萝卜素、维生素C、维生素E等抗氧化物质，以及铁、钙、钾等矿物质。

◆寻找小鱼干中的“小霸王”

如果平时压力过大，感觉生活无趣，吃什么都没滋味，可以买一些小鱼干。一边吃一边寻找夹在里面的小螃蟹吧，这样或许会让你的情绪稍微高涨起来。

# 提高代谢和免疫力，阻止疲劳症状恶化

## 沙丁鱼+抗炎食物+阳光=强壮的身体和坚强的心理

本周天气更加寒冷。从本周到2月初，天气会越来越冷。

参考第18页的表格，我们不难发现，3月中旬之前，日照时间较短的情况不会结束。从初秋开始的因为日照时间变短而造成的心理疲劳还会持续一段时间。

具体来说，与心理状态息息相关的血清素和皮质醇分泌紊乱，加上气压变化，身体和心理的不适都会加重，例如无缘无故地感到焦虑、月经不调、头痛、耳鸣、感冒等。

本周的食疗方案建议延续上周的计划，继续补充维生素D，对抗因日照不足而产生的压力，同时摄入增强身体耐性和免疫力的食物。

睡前热敷眼睛

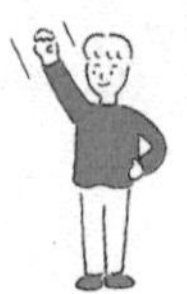

睡前可以将毛巾打湿，放入微波炉里加热1分钟左右，然后敷在眼睛上，躺下休息5分钟。热敷眼部可以缓解眼睛疲劳、头痛等症状，使副交感神经处于优势地位。此外，闭眼可以帮助身体分泌褪黑素，产生困倦感，提高睡眠质量。

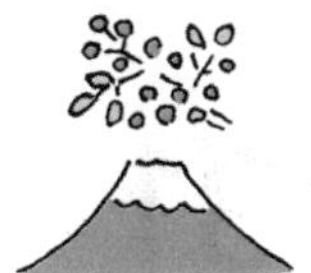

# 第4周
# 1/22 ~ 1/28

## ◆ 本周推荐食物 ◆

### 沙丁鱼

沙丁鱼富含多种对心理健康有益的营养物质，例如维生素D、EPA、DHA、蛋白质、B族维生素、铁、钙等。如果觉得烹饪生沙丁鱼比较麻烦，可以用沙丁鱼罐头代替。油渍沙丁鱼罐头是将沙丁鱼用盐腌渍，再加油炖煮而成的。沙丁鱼罐头异味较小，可以直接食用。

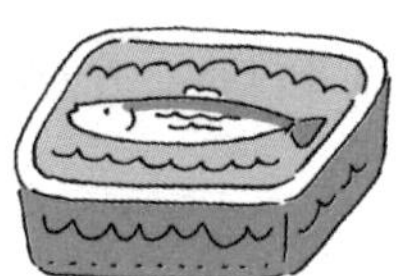

鳀鱼罐头需要发酵，口味咸鲜，香气浓郁，适合用作作料。

**重点**

市面上可以买到的沙丁鱼罐头能保存较长的时间，方便食用，可以买一些备用。请选择使用橄榄油腌渍的罐头。

## ◆ 适合搭配食用的食物 ◆

### 大蒜

众所周知，大蒜是能促进维生素$B_1$吸收、提高身体代谢能力的健康食物。大蒜中的大蒜素具有很强的杀菌作用。大蒜还可以抑制会造成心理紊乱的炎症。

不过，摄入过多的大蒜素会刺激肠胃，甚至会导致肠道内的有益菌被攻击。由于个体存在差异，如果出现不消化、胃胀、腹泻等症状，请及时调整食用量。

做一道蒜香凉拌卷心菜或蒜香沙丁鱼，或许心情会变得积极向上。

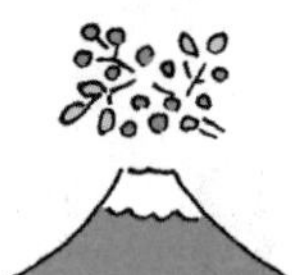

## 最后一周

# 1/29 ~ 1/31

## 回顾1月的身心

### 沐浴阳光，倾听自然和心灵的声音

1月最重要的任务就是对抗压力、补充能促进稳定心神的激素分泌的营养物质，以及排毒。在这里给大家介绍一些适合食用的食物。

· 滋补冬季虚弱的肾：虾、羊肉、肉桂、黑豆。

· 补充能量：木耳、菌菇、小银鱼、鸡蛋。

· 保养肠道：紫苏、海带、卷心菜、裙带菜、山药。

本月要制订今年的目标和计划，勇敢地表达自己的意见。正因为处于“闭藏”时期，更适合脚踏实地地努力积累，为今后的日子积蓄力量。

配合自然的节奏，就能轻松过好每一天。

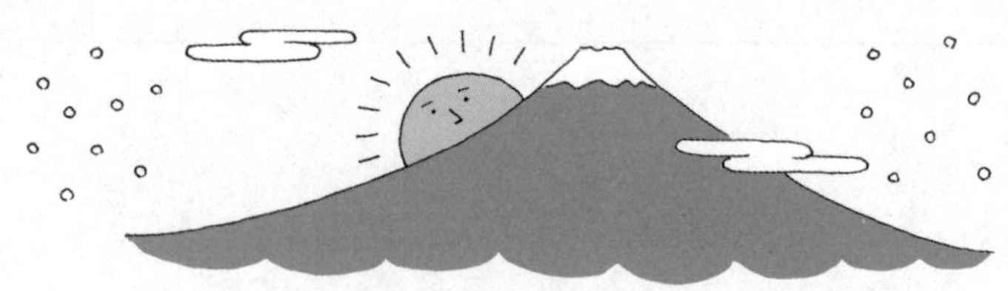

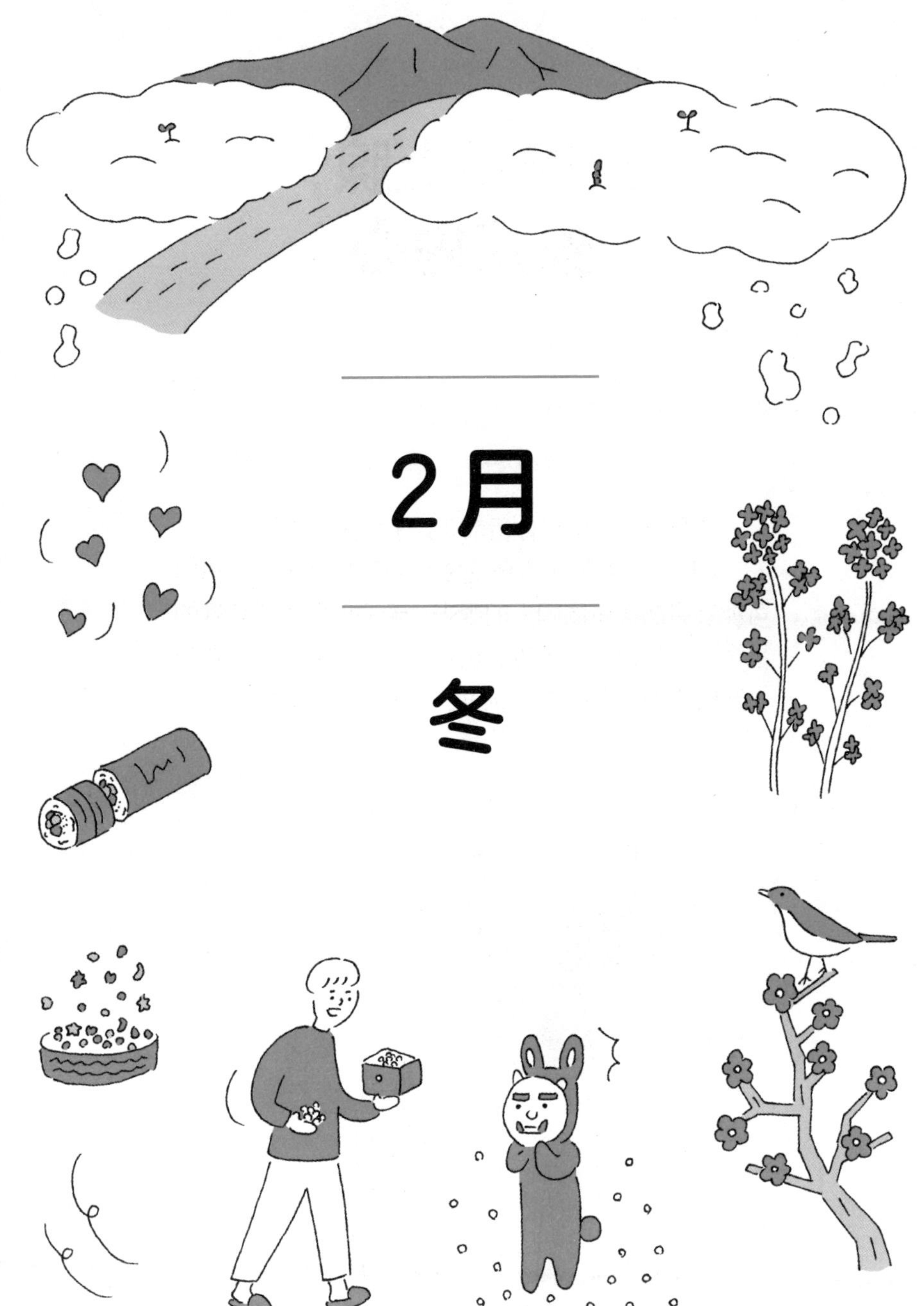

# 2月

## 冬

# 抚慰肾上腺，安抚内心

受寒冷的气候和血糖上升的影响，容易心烦意乱，
请注意摄入糖质，消除炎症引起的心理疲劳

立春将至，但身体目前还处于冬天的状态。

2月，温度差和气压变化给心灵带来压力，我们可能会更加在意周围人的眼光，无法做成自己想做的事情，更容易心情低落。请警惕情绪的大敌——急剧上升的血糖，为不易动摇的心理状态打好基础。

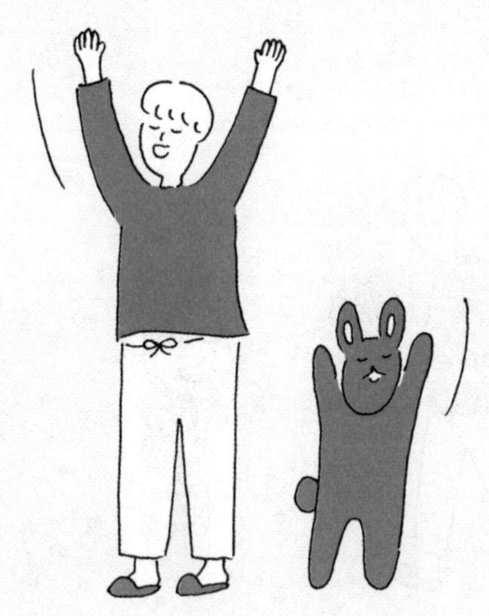

## 气候和日常生活的压力，让肾上腺疲惫不堪

虽然迎来了一年中最冷的时期，但终于快到春天了。继1月后，2月也是肾容易变弱的季节，人在这时容易感受到恐惧及压迫感、容易动摇。以往由于睡眠不足、生活不规律等原因导致肾负担过重的人，这个月会变得更加敏感，遇到小事容易提心吊胆、焦虑、恐慌。

肾上腺容易受阳光或蓝光等光线影响而分泌皮质醇，它能够对抗压力和身体的炎症。极端的温度差和气压变化也会给人造成压力。

如果身体大量分泌皮质醇，肾上腺难免不堪重负。这甚至会给调整血糖的胰岛素带来不良影响。

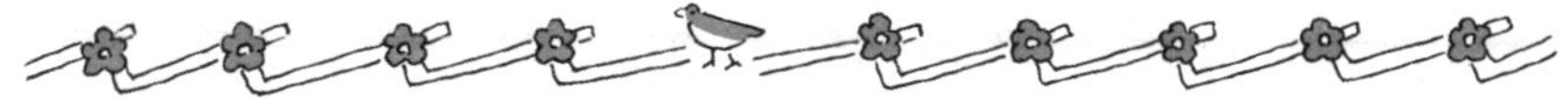

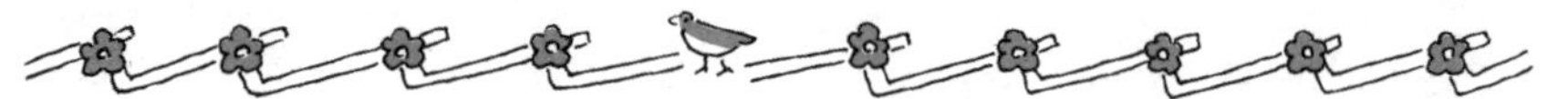

## 甜食会加速肾上腺的疲劳！为了防止心理疾病，我们能做什么呢

一旦肾上腺疲劳，血糖调节失控，人很容易感到困乏，陷入惊恐状态，心情难以平静。这就是2月人们普遍的心理特征。

有些人会在体检时特别关注胰岛素的数值，你知道胰岛素有什么作用吗？

胰岛素是胰脏分泌的一种激素，它是人体内唯一能抑制血糖升高的激素。每当我们进食后血糖升高，身体就会相应地分泌胰岛素。胰岛素将进入人体的糖质作为能量加以利用或储存起来，保证血液中糖的浓度保持一定水平。

胰岛素的分泌与维生素D和锌有关。特别是阳光不充足的冬天，人体摄入的维生素D容易减少，导致胰岛素分泌不足，血糖无法被调整到合适的浓度。这时候如果摄入过多糖质，胰岛素无法完全处理，血糖会不稳定，导致心理疲劳。

吃完午餐，由于胰岛素分泌不畅，血糖会急剧下降，人容易感到困倦、注意力不集中。这时，为了使血糖升高，让身体恢复

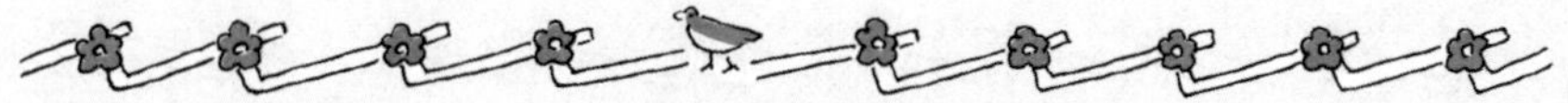

原状，肾上腺会发挥作用。如果肾上腺持续分泌大量的皮质醇，就会变得疲倦，让人焦虑不安、心烦意乱，甚至使人产生“是否患了抑郁症”的怀疑。

因此，2月请尽量少吃会使血糖急剧升高的甜食。如果一定要吃，建议与防止血糖急速升高的食物一同食用。如果能配合摄入有助于调节胰岛素分泌的维生素D和锌，就能更好地稳定情绪。

前面提到，维生素D来自香菇、木耳、鸡蛋、青花鱼、沙丁鱼等食物。锌可以从牡蛎、花生、白萝卜干、鱿鱼、鸡蛋、牛肉等食物中摄取。

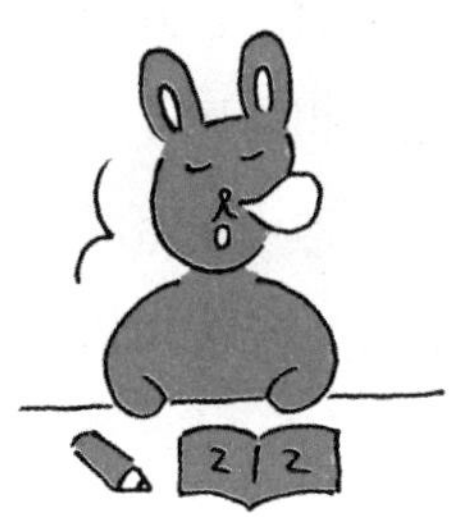

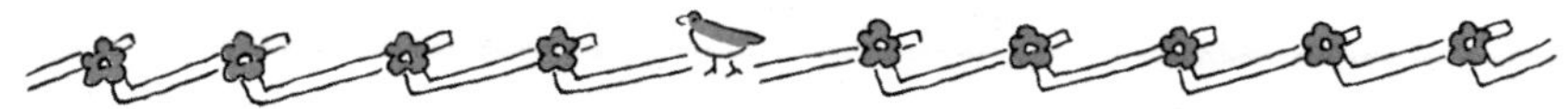

## 2月“急救站”

### 用水果代替甜食

要想控制血糖，第一步就是少吃甜食。但是，一下子戒掉甜食并非易事。因此，可以用不易引起血糖急剧升高、不易扰乱心神的水果代替甜食。推荐食用橙子、葡萄柚、柠檬、猕猴桃、苹果等一年四季都可以买到的水果。

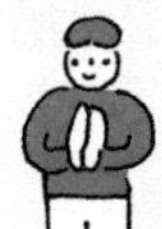

## 2月健康小知识

### 脚趾上翘须警惕

可能很多人没听说过脚趾上翘。这是指在自然地将脚放在地上时，脚趾无法完全贴合地面的症状。也就是说，身体的重心向后偏移了。这时为了保持平衡，膝盖、腰部、肩膀、脖子等部位的负担会加重。

这也是肾虚弱的特征。可以用手一根根地活动脚趾，每根脚趾左右转动10次。平时走路时也要有意识地用脚趾发力。

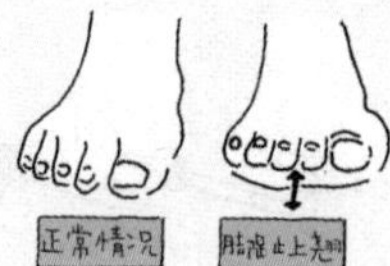


◆什么是脚趾上翘

打个极端的比方，脚趾上翘相当于倒立时不使用手指。这样就能想象到，为了保持平衡，身体的各个关节承受着多大的负担吧！

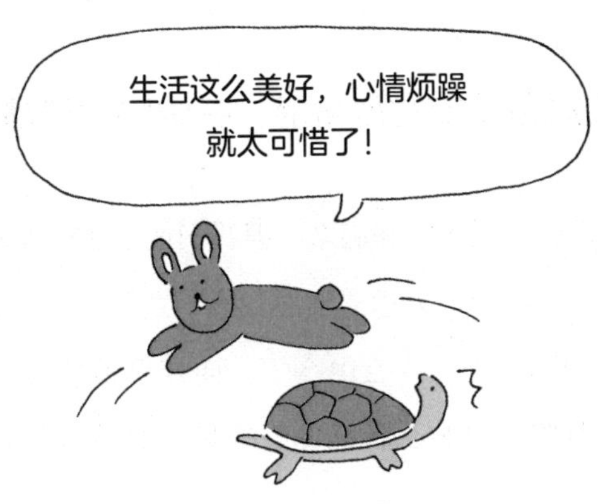


2月通常会感觉自己不像平常的自己，无缘无故地变得惊恐和焦虑。很多人都会在这个时期感觉事情不如意，心烦意乱，疲惫不堪。

这是漫长的冬季给人的身心带来的疲惫感。

春暖花开之时就要到来，内心的混乱和负面情绪一定会消失，请不要拘泥于一时的烦恼，放松心情，过好每一天吧。

◆甜食带来沉重的疲惫感

如果摄入太多甜食，就要为身体补充糖代谢需要消耗的营养物质。糖代谢需要消耗维生素$B_1$，会让身体所需的能量减少，人容易变得疲劳。

如果特别想吃甜食，请有意识地搭配食用富含维生素$B_1$的食物，例如猪肉、大豆、鱼子等。

# 通过咀嚼消除心灵压力

## 食用鱿鱼干或发酵食品，在咀嚼中消除压力

立春过后，一天天暖和起来，但我们还不能掉以轻心。

中医认为冬季身体冰凉的体质属于“肾阳虚”，特征是容易感觉惊恐，倾向于看别人的脸色行事。而且很容易疲劳，会因睡眠不足而出现耳鸣、浮肿、膀胱炎等症状。如果你有上述症状，请一定要注意。

本周的食疗方案推荐食用能够调理受凉的肾的食物。

不仅食物重要，食用方法也很重要。咀嚼可以抑制血糖急剧升高，帮助释放压力，促进消化，提高营养吸收率。因此，无论何时都请记住，进食时请勿分心做其他事，也不要吃得太快。此外，请搭配摄入能调理肠胃、御寒的食物。

如果感受到压力，请好好咀嚼

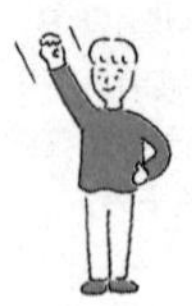

咀嚼这个动作可以缓解压力，提高记忆力。如果遇到了无法逃避的烦恼，可以试着吃一些耐嚼的食物，例如鱿鱼干、口香糖。

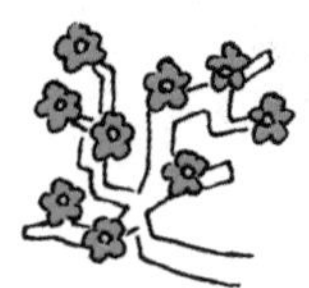

# 第1周 2/1 ~ 2/7

## ◆ 本周推荐食物 ◆

### 鱿鱼干、鱿鱼

中医认为鱿鱼能强化冬季虚弱的肾。鱿鱼干是将鱿鱼去掉内脏风干制成的。它低糖、低热量、高蛋白、富含B族维生素、调节血糖所需的锌等矿物质以及维生素E。

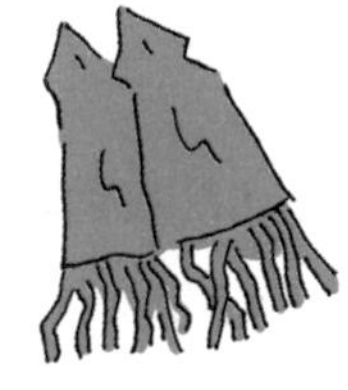

新鲜鱿鱼的营养价值也很高，吃的时候不需要多次咀嚼，也请积极地食用新鲜鱿鱼。

### 重点

鱿鱼和泡菜非常容易买到。食用耐咀嚼的食物时，随着咀嚼的次数增加，饱腹中枢受到刺激，身体就能获得满足感。

## ◆ 搭配食用的食物 ◆

### 泡菜

泡菜是能温暖身体的发酵食品。发酵食品有增加鲜味、易消化及吸收的作用。和鱿鱼一同食用，可以提高营养物质的吸收率、调理肠胃环境。鱿鱼炒泡菜非常值得推荐。

### 鱿鱼炒泡菜

| 材料 | 做法 |
| --- | --- |
| 鱿鱼：1只<br>泡菜：100克 | 将鱿鱼和泡菜切成适当大小，不需要额外调味，一起炒熟即可。 |

◆用鱿鱼干做简单的小菜

将鱿鱼干撕碎，用盐曲腌渍10天左右，一道简单的小菜就做好了。

# 甜品本是给自己的嘉奖，却造成了心理疲劳

## 用豆浆和醋来抑制血糖升高

春天即将到来，但气压变化以及寒冷带来的压力将持续到4月中旬。

气候并不是一下子变暖的，而是在反复的冷暖交替中逐渐变暖，最终迎来春天。人的内心也是一样的。

当我们感受到压力时，肾上腺会分泌皮质醇来对抗压力。但被气温变化反复捉弄，肾上腺会疲惫不堪。这种状态被中医称为"肾虚"。此时，人很容易受惊，人体调整血糖的功能也会加重负担。情人节就快到了，少不了甜食的诱惑。如果这个时期摄入过多糖质，会让血糖调整功能雪上加霜，也会加速心理不适。

本周的食疗方案建议多摄入能抑制血糖升高的食物，保持内心平和。越是充满诱惑的时候，越需要提高警惕。

将精油滴在手帕上，随身携带

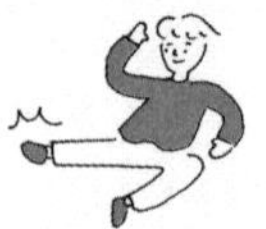

可以在手帕上滴几滴你喜爱的精油，随身携带。嗅觉方面的信息会传递到下丘脑，影响自律神经系统和内分泌系统，有助于缓解压力。在洗澡水中滴几滴精油也能让人放松。

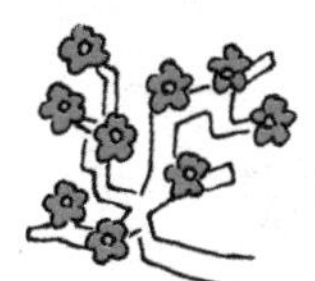

# 第2周
# 2/8 ~ 2/14



## ◆ 适合本周的食物 ◆

### 豆浆

豆浆可以抑制血糖升高。中医认为，富含蛋白质的豆浆可以滋润身体、强化黏膜，还能促进肠道活动、缓解便秘。

此外，豆浆中含有大豆卵磷脂，这是构成神经递质乙酰胆碱的原料。乙酰胆碱减少被认为是阿尔茨海默病的诱因，所以对健忘的人来说，喝豆浆比喝牛奶好。

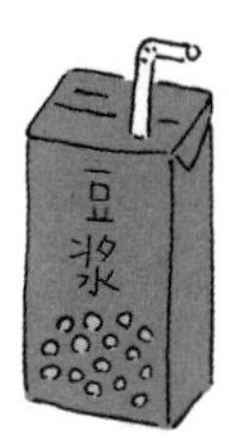


### 重点

制作法式浓汤、法式焗菜、点心等食物时，可以将平时使用的牛奶换成豆浆，来增加豆浆的摄入量。请注意，一定要选择天然豆浆。

## ◆ 适合搭配食用的食物 ◆

### 醋

醋能抑制血糖升高，还能控制血压和内脏脂肪指数。特别推荐食用黑醋。

可以在吃加了醋的菜肴时喝适量豆浆。

◆想吃咸的东西的时候，一定要注意

根据中医理论，肾虚的时候人会想吃咸的东西。肾上腺可以调节人体内的钠、钾、镁。如果肾上腺疲劳，身体就不能很好地调节这些矿物质，就会想吃咸的东西。

# 气温起起伏伏，干劲儿可不能起起伏伏

## 温暖内心，稳定血糖，将情绪紊乱程度控制在最小范围内

春天的第一缕微风吹来，早晚的温差越来越大，自律神经容易紊乱。有时天气比较极端，早晚的温差能达到整整20摄氏度。急剧升温很容易使我们失去干劲儿，变得困倦、乏力。而急剧降温会造成血液循环不良，引起各种疼痛或不适，例如肩膀僵硬、头痛、腰痛等。在天气完全变暖前，这是一个必经的阶段。

中医将起伏的温度变化导致的血液循环不稳定称为瘀血。温差大造成的压力会使肾上腺疲劳，让人产生血糖失控带来的不适。这时经常会感觉没有干劲儿、困倦、焦虑得头痛、情绪难以平静。

本周食疗方案的目标是抑制血糖急剧上升，优化血液循环，进而稳定心理状态。请选择具有抗菌作用的食物，预防感冒，改善肠道环境。

有空的时候记得“8”字扭腰

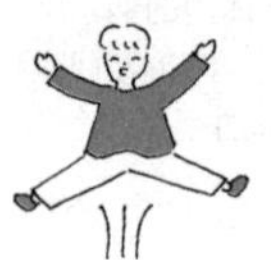

“8”字扭腰能改善小腹突出的问题，对解决心理问题也有帮助。臀部与腹部用力，用腰画“8”字，顺时针与逆时针各做20次。这个动作可以锻炼髂腰肌、腹横肌、内斜肌，还能改善便秘、缓解压力。

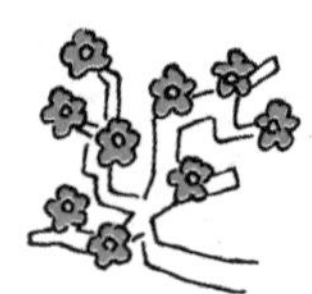

# 第3周

# 2/15 ~ 2/21



## ◆ 本周推荐食物 ◆

### 肉桂

肉桂可以抑制血糖上升，常用于改善血液循环不良，也可以抑制“心理炎症”。它能温中散寒、提高消化能力，还有抗菌作用。

这个时期食用肉桂可以预防感冒。在昼夜温差大、易患感冒的时候，肉桂称得上是必需品。

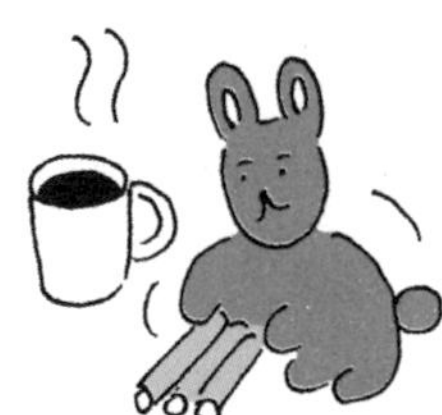

### 重点

很多咖啡店里都有肉桂粉，客人可以根据自己喜欢的口味随意添加。喝热饮时加一小勺肉桂粉是不错的选择。也可以用小瓶子装一些肉桂粉，随身携带。

## ◆ 搭配食用的食物 ◆

### 可可

可可能够抑制血糖上升，促进血液循环，并且具有强效的抗氧化和抗菌作用。不仅如此，可可中还含有丰富的可可碱，能放松精神。此外，可可中膳食纤维以及铁、锌、镁等矿物质的含量也十分丰富。

**请注意，一定要选择纯可可。**

试着养成每天晚上喝一杯肉桂可可（丁香或豆蔻也与可可十分相配）的习惯吧。如果喜欢甜味，可以加一些低聚糖调味。

# 扑灭过敏和烦躁的“大火”

## 食用双重抗炎的食物，平复烦躁情绪，缓解过敏症状

春天越来越近，气压和气温的变化也越来越大。近年来，许多人会因为沙尘暴、PM2.5（细颗粒物）、花粉等因素严重过敏。

中医认为过敏即“湿热”。身体，特别是肠道中积聚了太多毒素，不仅会导致身体过敏，还会影响肝，让人出现各种不适症状，例如情绪紧绷、精神亢奋、难以入睡等。

本周的食疗方案建议在抑制影响情绪的血糖急剧升高的同时，摄入清除湿热的食物，解决肠道中积累的毒素。

有空的时候原地跳一跳

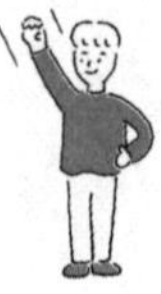

清晨上班之前或者闲暇的时候，可以在原地跳10次。跳完心跳会加快。心跳较快时，稳定情绪的激素——血清素的分泌量会增加。

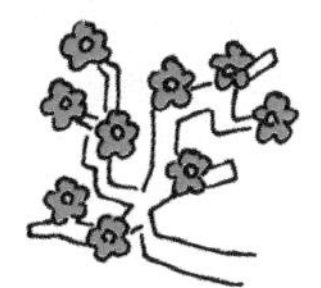

# 第4周 2/22 ~ 2/28

## ◆ 本周推荐食物 ◆

### 生姜

生姜中的姜酚可以抑制血糖升高。此外，生姜还有强效的抗氧化、抗炎、抗菌、促进血液循环、调理肠胃的作用，甚至能清除体内的湿热。中医常将其作为止咳、解热、健胃、改善体寒的药物使用。生姜中还含有丰富的镁、钙、钾等矿物质。

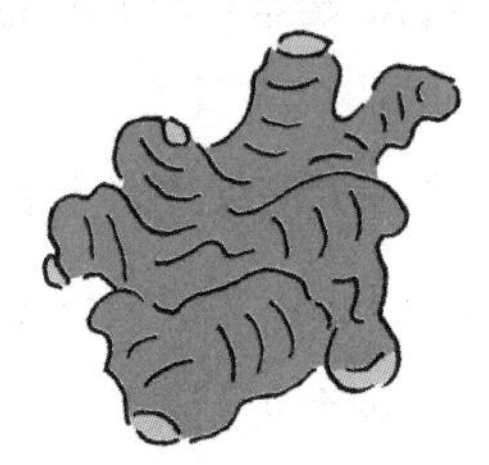

### 重点

冷冻的生姜营养成分不会流失。因此，可以将新鲜生姜切成姜丝或磨成姜泥，分成小份冷冻保存，方便今后使用。

## ◆ 适合搭配食用的食物 ◆

### 桑叶

桑叶含有一种名为脱氧霉素的成分，能够抑制血糖升高。它还含有多种维生素、矿物质以及GABA（γ-氨基丁酸）。

但很少有人用桑叶做菜，可以在其他食物中加入少量桑叶，让它做个“最佳配角”。例如，可以在桑叶茶中加入适量生姜，冲泡一杯桑叶生姜茶。也可以将生姜和桑叶切成末，加入汉堡肉饼或饺子馅中。

◆生姜具有强大的功效

生姜含有姜酚和姜烯酚。姜酚具有杀菌、健胃、止吐的功效。姜烯酚可以促进血液循环，温中御寒。

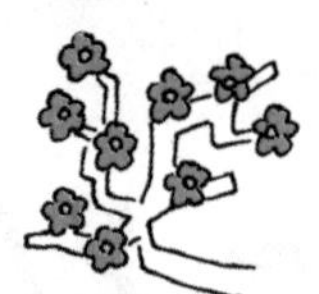

最后一周

# 2/29

## 回顾2月的身心

### 如果心理变化让你头晕目眩，可能是季节变化导致的

2月，我们采取各种方法促进肾上腺发挥作用，对抗寒冷带来的压力，阻止血糖急剧升高。在2月的最后，介绍一些下个月可以继续食用的食物，以及需要控制食用量的食物。

· 滋补冬季虚弱的肾：鱿鱼干、核桃、毛豆。
· 保养肾上腺：岩盐、卤水、青背鱼、梅干。
· 保养肠道：泡菜、豆浆、可可。
· 不利于心理健康：巧克力、蛋糕、咖啡。

本月介绍的肉桂和生姜也常用于中药处方。它们能对抗这个时期的多种问题，例如御寒保暖、预防感冒、改善花粉症等过敏症状等。可以在家中备好这两种食物，一旦身体和心理出现不适，就用它们来进行食疗。

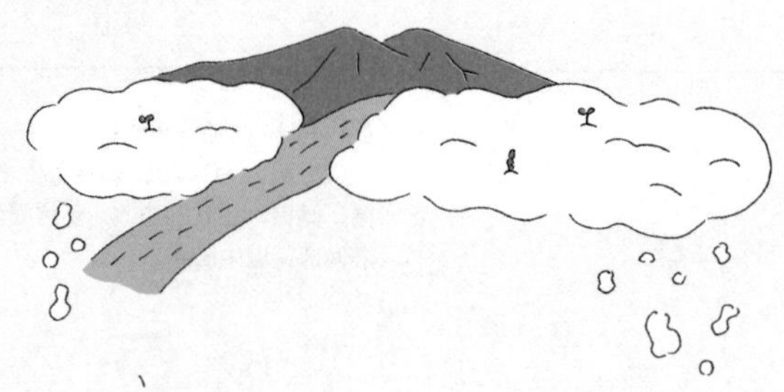

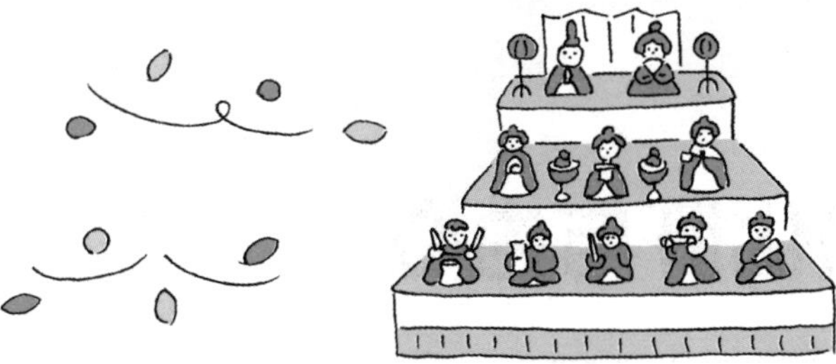
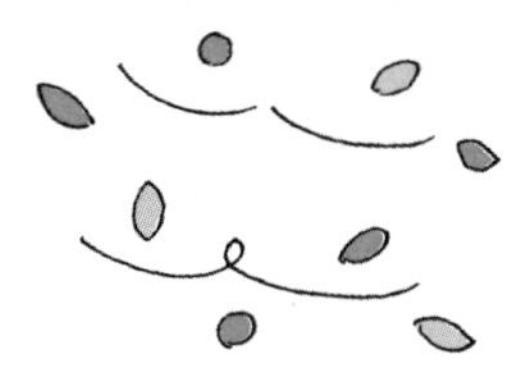

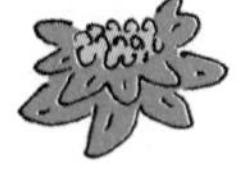

# 3月

## 冬春之交

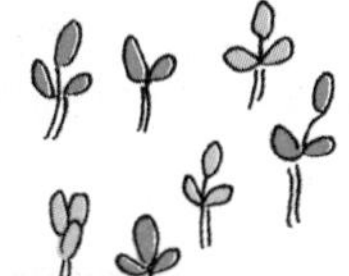
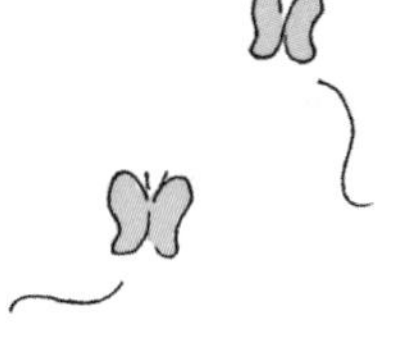
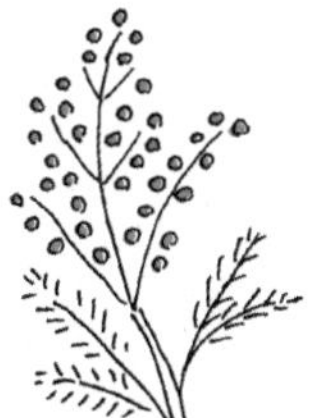
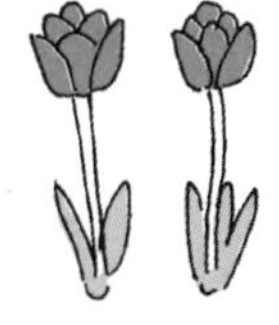
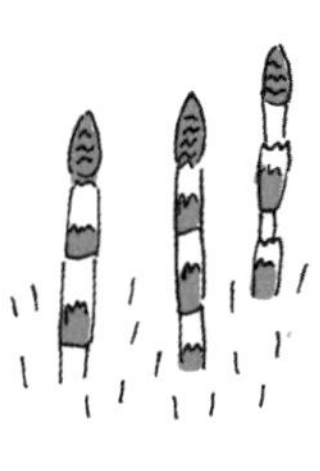
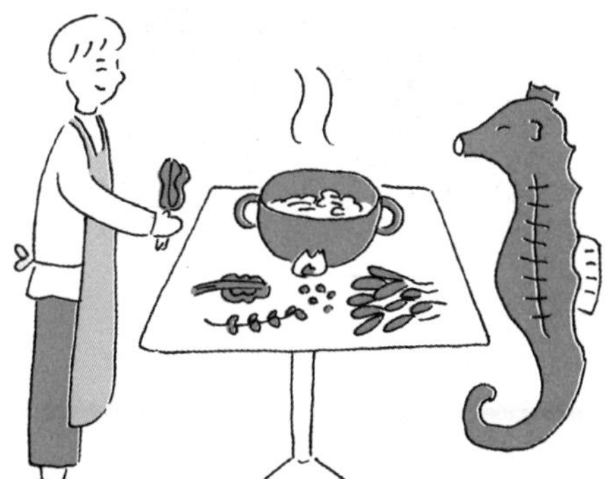
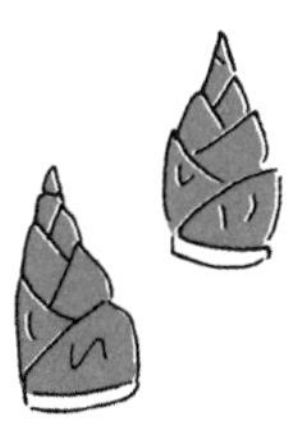

# 强化肝与内心

## 内心的焦虑是春天到来的信号，摄入必需的氨基酸，为肝加油吧

到了春季，长久憋闷在心中的情绪容易向外发散。有时强烈的情绪让人无法按部就班地完成手头的事。

为了过上安定、快乐的生活，我们需要摄入氨基酸含量均衡的动物性蛋白质。

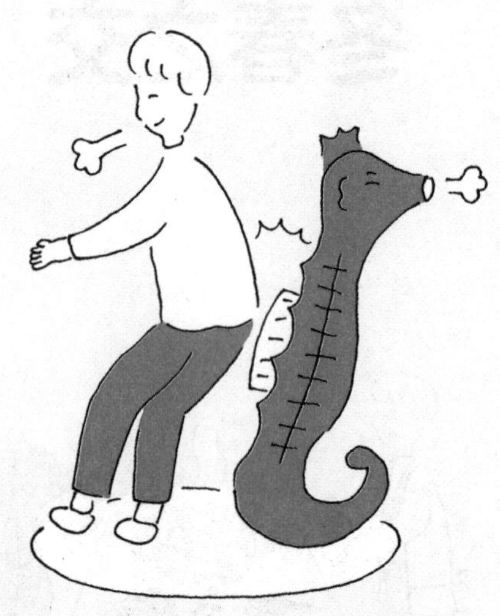

## 春暖花开，正是肝辛勤工作的时候

本月即将迎来春分，与上个月相比，日照时间变多了。虽然有时候感觉很暖和，但真正的春天还未到来。

中医认为，3月正式从寒冷的“阴”时期转向温暖的“阳”时期。“阳春三月”这个词就体现了春季的温暖。从身体的功能来看，这个时期会从储存一切有益或无益的物质，转变为解毒和代谢。

肝肩负解毒和代谢的重任。春天是万物复苏的时候，生命会变得活跃。人类也不例外，但这会给肝带来负担。

肝承受负担的时候，人易怒，很容易因一点儿小事而气愤、烦躁。

冬春交际之时，这种季节性的强烈情绪让人难以忽略，甚至无法控制自己的心理。此外，剧烈的温差和气压变化也会让身体和心理承受的压力雪上加霜。

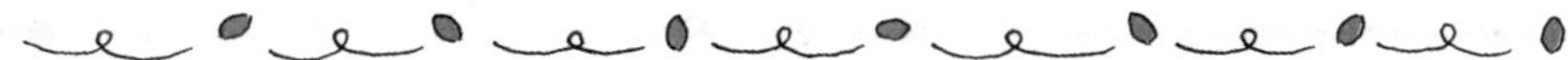

## 能增强体质、强化心理，还能帮助肝发挥功能的蛋白质

3月是一年中气候和心理状态最多变的时期之一。要想顺利度过这一时期，有两个要点。

一是充分摄入蛋白质，增强体质，使身体不会因轻微的气候变化而产生肉体刺激，心理不会因环境变化而产生精神刺激。

二是强化这一时期活跃的肝功能，排出冬天因“闭藏”特性而堆积在体内的无用物质。因此，需要摄入滋补肝的物质。

肝具有代谢蛋白质的功能，蛋白质也是肝自身的营养。为了保持细胞维持正常功能，人体时刻都在进行蛋白质的分解和合成。因此，每天至少要从食物中获取50 ~ 60克蛋白质。

还有一个值得注意的问题是氨基酸平衡。氨基酸有许多种类，其中有9种是人体无法合成的，被称为“必需氨基酸”。**不要通过饮食大量摄入某一种氨基酸，而要均衡地摄入各种必需氨基酸。必需氨基酸**常存在于鸡肉、牛肉、猪肉、羊肉、动物肝脏、鸡蛋、蛤蜊、沙丁鱼、竹荚鱼、鲑鱼、鱿鱼、虾、蟹、章鱼等食物中。

很多人因“肠胃弱”“长胖了”等理由不吃肉，但肠胃的黏膜和消化酶是由蛋白质构成的，如果不吃肉，导致蛋白质不足，消化能力会越来越差。

如果心理疲惫感非常强烈，可能是因为与平时相比，肝的营养不足。因此需要定下目标，例如每天摄入100克蛋白质。200克猪肉、牛肉等瘦肉的蛋白质含量约为40克，3个鸡蛋的蛋白质含量约为20克。

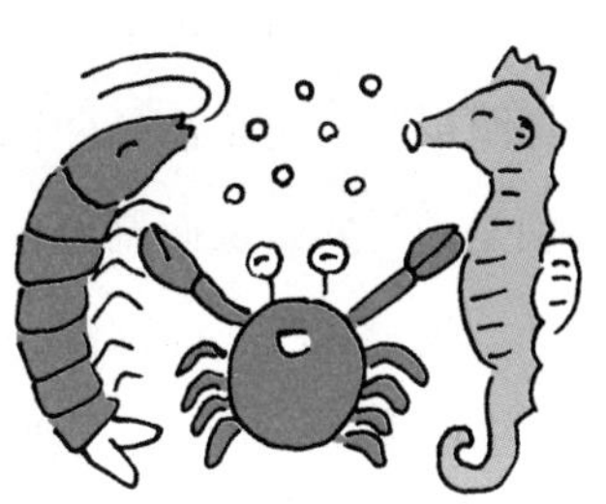

◆请警惕方便的蛋白质来源

忙碌的清晨，很多人会选择通过食用香肠等食物摄入蛋白质，但这类食物含有大量的盐分和糖质。最好不要因为吃起来方便就过量食用，也最好不要通过加工食品摄入蛋白质。不如自己烹饪肉、蛋等食物，自行调整盐分和糖质。

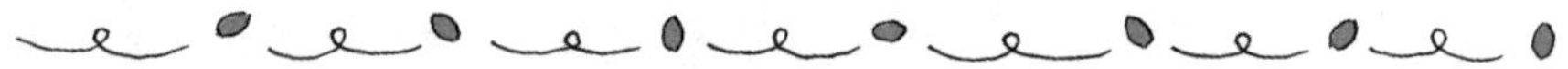

## 3月“急救站”

### 食用动物性蛋白质会胃胀或腹泻的人，可以试试猕猴桃

动物性蛋白质被肠道内的有害菌利用，会产生有害物质。肠道环境紊乱、食用油脂多的肉类容易腹泻、吃东西的量超过合理范围的人需要特别注意。推荐有以上情况的人搭配食用猕猴桃，因为猕猴桃含有能促进蛋白质分解的猕猴桃素。它不会被胃酸影响，能帮助身体充分分解蛋白质。

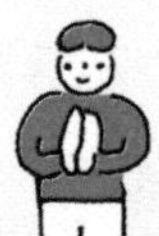

## 3月健康小知识

### 试着揉捏耳垂吧

如果经常白天犯困、注意力不集中，可以捏住双耳的耳垂前后打圈按摩。这样做有两个好处：一是能刺激耳朵上的多个穴位，特别是神门穴，从而调理自律神经、改善失眠；二是能改善淋巴循环，改善耳鸣、面部浮肿等症状。如果怕麻烦，可以在耳朵上套上一根皮筋，也可以起到同样的效果。

◆通过大便和屁检查身体中的有害菌是否占优势地位

通过大便和屁可以知道蛋白质有没有给身体造成负担。

- ☐ 屁特别臭
- ☐ 大便呈黑色
- ☐ 大便沉在便池底部
- ☐ 大便黏在便池周边

如果出现以上任何一项表现，建议按照个人身体情况调整蛋白质的摄入量。

◆神门穴

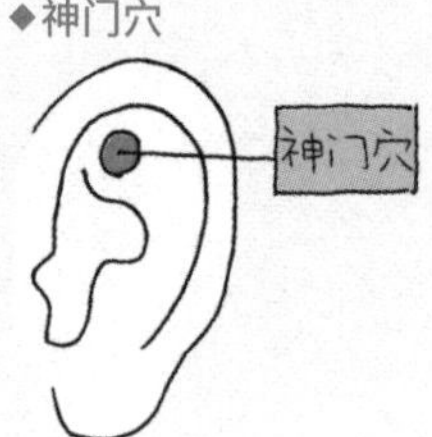

**烦躁感是春天的信号，多多关注春日的美好吧！**

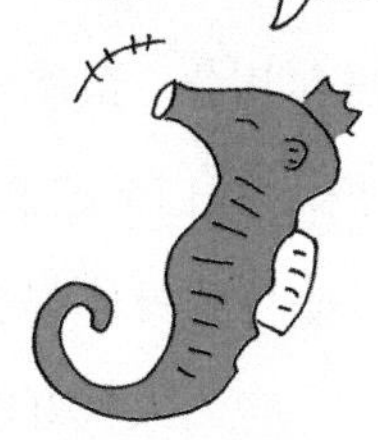

在万物复苏的春天，人会变得积极向上，向往社交。但这种活跃、躁动的“阳”时期的特性，会让人感觉心神不宁、神经紧绷，甚至失眠。特别是在春分前后的日子，感觉不适的人会有所增加。

一年要经历多次季节变换，冬春之际最容易心理疲劳。如果感觉不快，甚至感觉自己患上了心理“感冒”，请保证充足的睡眠，摄入适合这个时期的营养物质，多微笑，以闲适的心态保养身体。

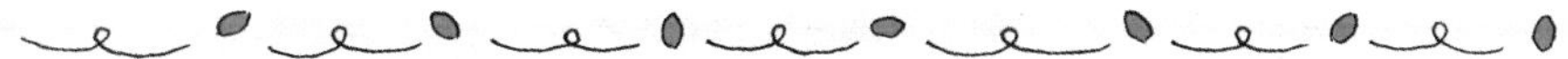

# 头脑一片混乱时，用食物唤醒心灵

## 食用瘦肉和发酵食品，补充强化肝功能的必需氨基酸

每下一场雨，天气就暖和几分。虽然气候变暖是件好事，但随着低气压和阴雨天气的到来，我们会越来越容易感觉心理疲劳。

如果疲劳感持续累积，心理和身体都会陷入不良状态，阴雨天会因为一点儿小事而感觉不快。天气好的时候，空气中的花粉或春季特有的灰尘会让大脑失去思考的力气。最近你是不是总在重复这样的循环呢？春天总是如此，在反反复复的天气变化中感受惊涛骇浪般澎湃的情绪，因为各种小事而心情不快。

我们能亲身感受到冬天逐渐走向尾声，这时肝的营养不足会加剧不快的情绪。

为了做好准备迎接春天的到来，本周的食疗方案建议充分摄入滋补肝、调理肠胃、富含必需氨基酸的食物。

将鲜花摆在目之所及的地方

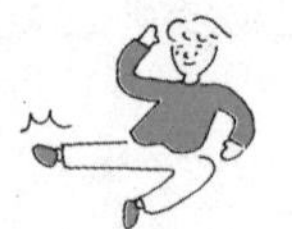

鲜花有缓解压力的作用。本周可以尝试去花店挑选喜爱的花束，摆在目之所及的地方，缓解烦闷的心情。

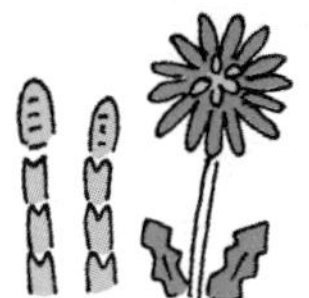

# 第1周

# 3/1 ~ 3/7



## ◆ 本周推荐食物 ◆

### 牛肉

牛肉中的必需氨基酸含量均衡，它含有的丰富的赖氨酸更是平时难以从谷物中摄取的重要营养物质，因此食用牛肉可以增强体质和抵抗力。脂肪含量高的部位会给消化系统带来负担，因此请尽量选择瘦肉。

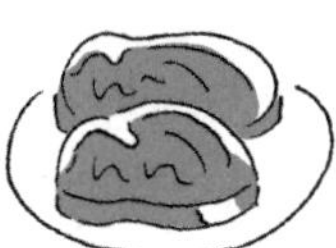

## ◆ 适合搭配食用的食物 ◆

### 发酵食品

如果吃了牛肉感觉腹胀、不消化，可以搭配发酵食品一同食用。发酵食品可以改善肠道环境，增加有益菌，减少有害菌分泌的氨等有毒物质，为肩负解毒功能的肝减负。而且牛肉与发酵食品一同食用，可以增加牛肉的美味程度，提升营养的吸收率。发酵食品包括味噌、甜酒、酸奶、泡菜等，可以按照个人口味选择自己喜爱的食品。

### 重点

牛肉在冷冻状态下可以保存1个月左右。保鲜的秘诀是完全密封，不与空气接触。如果牛肉中的油氧化，肉的品质会变差。可以将牛肉按照一顿饭食用的量分成小块，分别用保鲜膜包好，放入带密封夹的保鲜袋中保存。腌过的牛肉或加热处理过的牛肉也可以冷冻保存。

◆耐储存的食物也可以很健康

将腌料仔细而全面地涂抹在牛肉表面，然后将牛肉放入带密封夹的保鲜袋中，隔着保鲜袋充分揉捏均匀，放入冰箱中静置1小时即可完成腌制。

腌牛肉有多种吃法，可以直接煎烤，也可以和蔬菜一起炒着吃。

# 抑制多嘴的冲动

## 摄入能强化肝功能的贝类和柠檬，提高营养吸收率

天气一天天暖和起来，也许最近你能在路边看到寒冬时节不曾见过的小花或蝴蝶。从下周的春分开始，日照时间会越来越长，心情也会变得积极。

3月是冬春交替的时期，身体状态由“肾虚”转为“肝虚”。

本周的食疗方案建议在强化肝的同时，增强对焦虑、烦躁、愤怒等情绪的耐受力，为即将到来的春天做好身体和心理准备。积极食用高蛋白、富含心理健康所需的矿物质的食物以及帮助营养物质吸收的食物。改变心态，欣赏路边的植物，缓解紧张感吧！

按压膻中穴

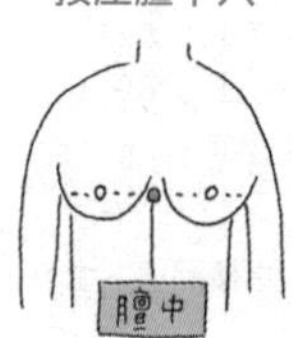


膻中穴位于两个乳头连线的中点，胸骨正中央。可以用拇指按压该穴位，力度以不造成疼痛感为宜。这样可以调理自律神经，改善心悸和呼吸急促等症状。

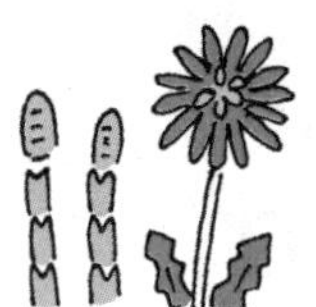

## 第2周

# 3/8 ~ 3/14



### ◆ 本周推荐食物 ◆

**贝类**

贝类是一种高蛋白、低热量的食物。它含有丰富的能强化肝功能的牛磺酸和鸟氨酸等氨基酸，还含有铁、锌、钙等矿物质。

矿物质含量最丰富的当属牡蛎，也可以按照个人口味选择花蛤、蚬或扇贝。

市面上可以买到冷冻的海鲜及海鲜罐头。海鲜干也是不错的选择。

### ◆ 适合搭配食用的食物 ◆

**柠檬**

柠檬含有的维生素C可以提高锌、铁等矿物质的吸收率。柠檬酸能强化肝功能。

可以在酒蒸贝类、生腌贝类等菜肴中加入柠檬。

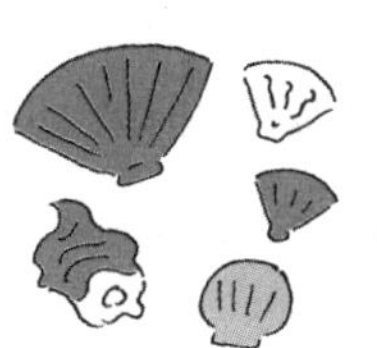

### 西式扇贝柠檬汁炒小松菜

材料（2人份）

小松菜：1把
扇贝：10个左右（扇贝刺身更好）
柠檬汁：1大勺
橄榄油：1大勺
椒盐：适量

做法

1. 将小松菜清洗干净，切成4厘米左右的段。
2. 充分擦干扇贝肉的水分，撒上少量椒盐调味。
3. 平底锅中倒入橄榄油，烧热，将扇贝肉双面煎至变色，盛出。
4. 将小松菜倒入锅中，快速翻炒几下，然后加入扇贝肉继续翻炒。
5. 用小火炒熟所有食材，最后挤上适量柠檬汁即可出锅。

**◆柠檬也可用于清理厨房，利用价值极高**

柠檬可以用来清理洗碗槽的污垢、为砧板除菌、去除水垢等。

# 以季节变化为契机，提升想象力和行动力

## 食用能提高肝功能的章鱼和洋葱，顺利地从“阴”时期过渡至“阳”时期

中医以春分和秋分为界，将春分到秋分之间的时期定义为想象力饱满、行动力敏捷的“阳”时期，将秋分到春分之间的时期定义为需要磨炼自我、默默积累的“阴”时期。本周正好处于“阴”时期与“阳”时期的分界，因此两个时期的特征均会影响心理状态。

我们当然期望受“阴”时期和“阳”时期的正面影响，但心理疲劳时，事情往往向负面方向发展。例如受“阴”时期的影响，常常自我封闭，易钻牛角尖；受“阳”时期的影响，会变得充满攻击性。

本周的食疗方案建议强化春季较活跃的肝的功能，同时充分摄入由“阴”时期过渡至“阳”时期身体必需的营养元素。多食用能强化肝功能、富含氨基酸的食物吧。

睡前让头脑和眼睛休息

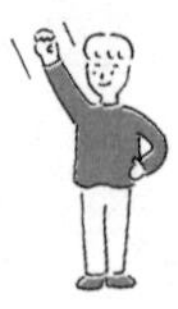

睡前30分钟，请放下手机，让头脑和眼睛充分休息，使副交感神经掌握主导权。如果你习惯用手机设置闹钟，建议使用真正的闹钟。

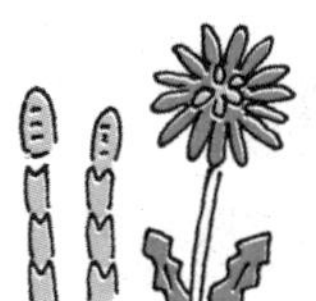

## 第3周

# 3/15 ~ 3/21



### ◆ 本周推荐食物 ◆

**章鱼**

章鱼是高蛋白食物。它含有丰富的牛磺酸等氨基酸，能够强化肝功能。它的热量很低，能为心理补充必需的营养，例如蛋白质、B族维生素、维生素E、锌等。它不仅适合春季食用，也是夏季食疗的好选择。

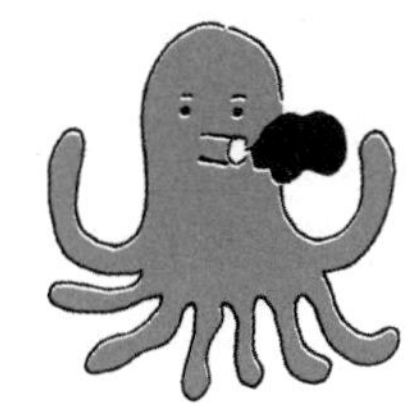

**重点**

章鱼处理起来并不容易，但做成刺身非常方便，因为不需要复杂的步骤。无论是生章鱼还是煮熟的章鱼都可以冷冻保存，可以将章鱼分为小份冷冻保存，建议在1个月内吃完。

### ◆ 适合搭配食用的食物 ◆

**洋葱**

洋葱含有能帮助肝发挥功能的谷胱甘肽和抑制肝及肠道炎症的槲皮素。

此外，洋葱中的硫化烯丙基与章鱼中的牛磺酸结合，有助于增强肝活动的能力。洋葱的气味能够镇静神经，提升睡眠质量。值得推荐的菜肴有意式章鱼洋葱刺身、醋拌章鱼洋葱裙带菜等。

**◆洋葱皮同样营养满分**

你知道吗？洋葱皮的营养价值也非常高，能够抑制肝和肠道炎症的槲皮素的含量格外高。将洗干净的洋葱连皮一起炖煮，可以轻松做出营养丰富的高汤。可以直接当作“洋葱皮茶”饮用，也可以用这种高汤制作味噌汤或其他汤。

# 将突如其来的兴奋和内心的动摇保持在最小限度

## 食用高蛋白、低脂质的食物，缓解春季的心理烦恼

天气彻底暖和起来，鲜花竞相盛放。但是，有时会突然再次降温，这就是人们常说的“倒春寒”。这种让人应接不暇的天气变化，会造成自律神经紊乱，给心理带来伤害。

随着天气回暖，肝变得虚弱，我们会越来越难以压抑情绪。积累许久的负面情绪会突然爆发。你有没有听过“一到春天，怪人们就出来了”这句话？这句话反映出在天气频繁变化的时候，人很容易烦躁，行动不受理智控制。

本周的食疗方案建议食用恰当的食物，以应对春季频繁的天气变化，抑制亢奋的情绪。能强化肝的高蛋白、低脂质的鸡肉和能安定情绪的香草是不错的选择。

每天提早30分钟睡觉

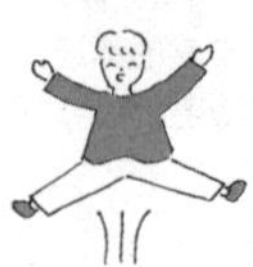

早睡能促进生长激素分泌，使身心的疲劳得以缓解。

第4周

# 3/22 ~ 3/28

## ◆ 本周推荐食物 ◆

### 鸡肉

鸡肉的高蛋白不必多说，它还含有丰富的有抗氧化作用的维生素A。鸡肉多是低脂的，是最适合养肝的食物。

### 重点

鸡肉本身的味道比较淡，无论是煮还是煎，都不容易失败。比起其他的肉类，鸡肉的价格更加实惠。

## ◆ 适合搭配食用的食物 ◆

### 香草（迷迭香等）

迷迭香含有的熊果酸具有抗炎及抗菌的作用。它的香味成分桉叶素能够安定情绪，提神醒脑。

### 香草煎鸡翅

**材料**

鸡翅：适量
盐：少许
胡椒粉：大量
迷迭香碎：少许

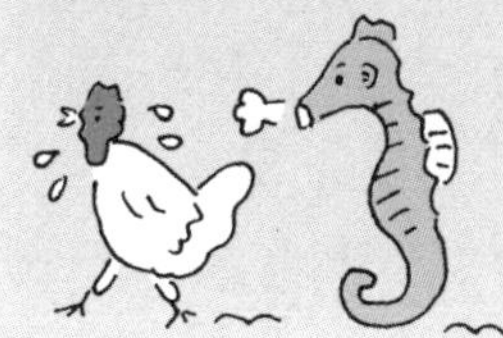

**做法**

1. 在鸡翅上均匀涂抹盐、胡椒粉、迷迭香碎，轻轻按摩，静置30分钟。
2. 在平底锅中垫上吸油纸，将鸡翅两面煎熟。这样既可以防止弄脏平底锅，也不需要额外加油。

◆迷迭香的除臭效果

迷迭香不仅可以为肉类去腥，还可以预防口臭。将迷迭香装进布袋，塞进鞋里，也可以为鞋子除臭。

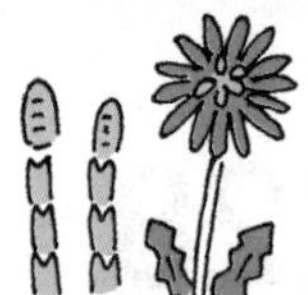

## 最后一周

# 3/29 ~ 3/31

## 回顾3月的身心

### 季节变换之际强化肝，为心理带来积极变化

3月是季节变换的时期，也是中医理论中“阴”时期和“阳”时期的分界。这个时期决定春季能否过得清爽、舒适。本月推荐的食疗方案与食物不仅适合春季，也适合任何情绪敏感的时期。尤其是物美价廉的鸡肉，可以满足人体对动物性蛋白质的需求。

请注意，加工食品中淀粉、砂糖等的含量很高，如果通过食用加工食品来补充蛋白质，会摄入一些无用的物质。

· 保养春季虚弱的肝：章鱼、贝类、肉、柠檬。

· 保养肠道：洋葱、迷迭香、发酵食品。

· 对心理健康有害的食物：酒精、香肠等加工肉类，油炸食品等油腻的食品。

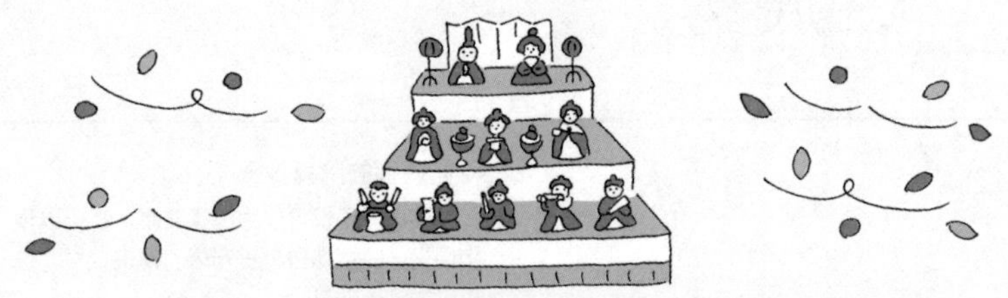

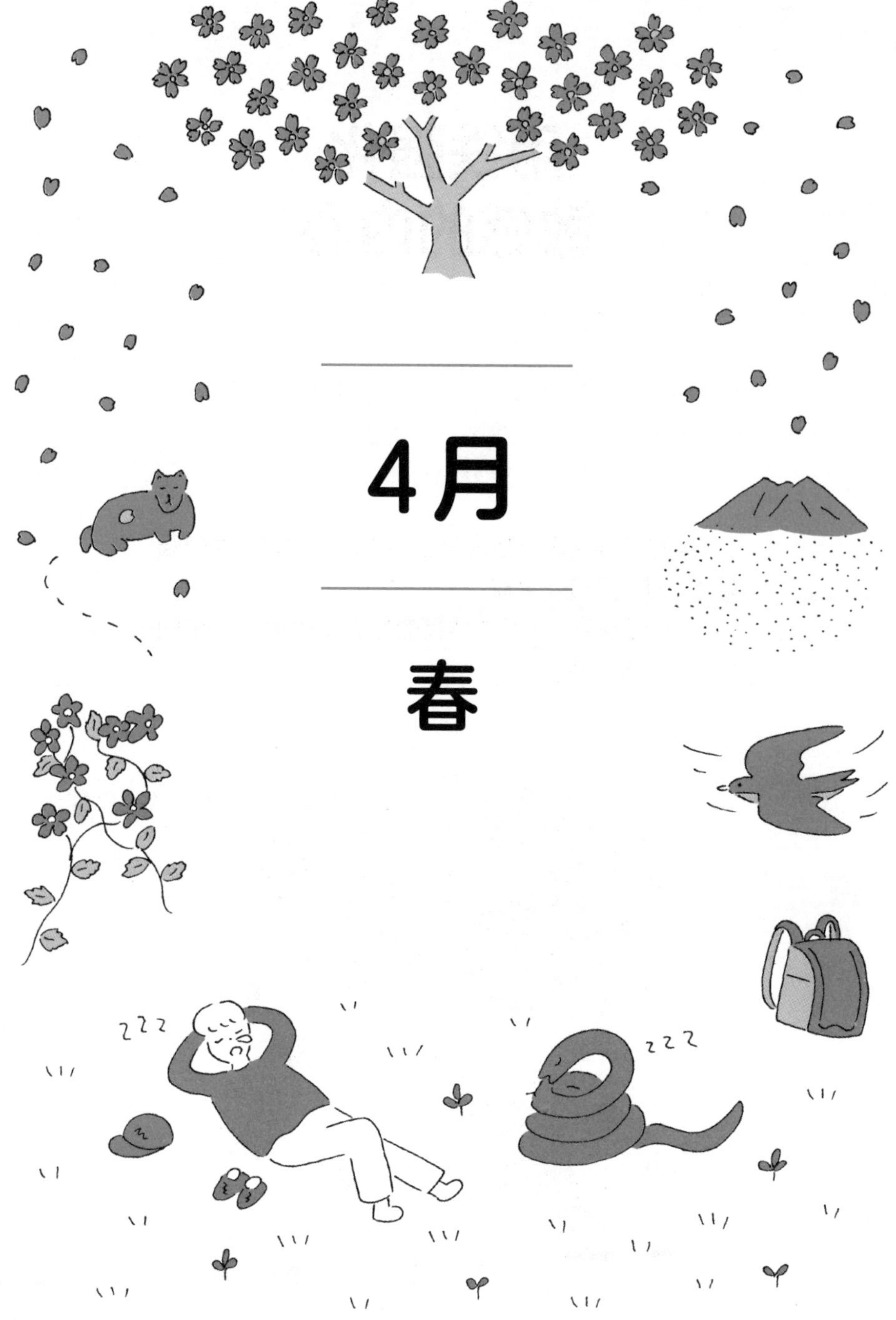

# 4月

## 春

# 用铁强化
# 敏感的内心

明明已经进入战斗模式，但很轻易就会受伤，
“玻璃心”真让人烦恼……快来补充强健内心的
营养物质吧

4月气候温暖，但人常因小事感到烦躁、爱争强好胜，使气氛变得紧张。

为了缓解这个季节特有的压力，请摄入充足的铁，为心理解毒。

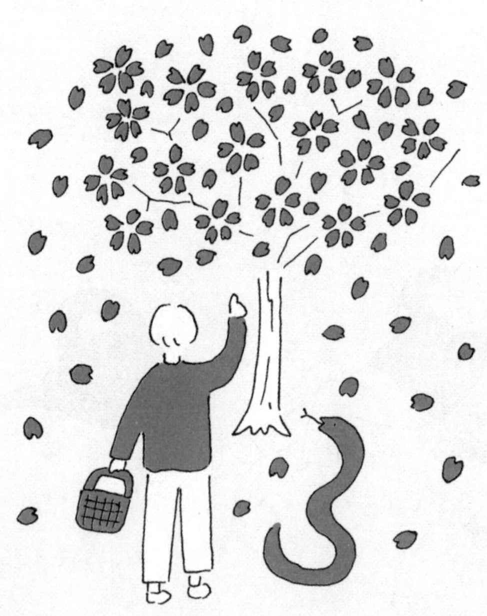

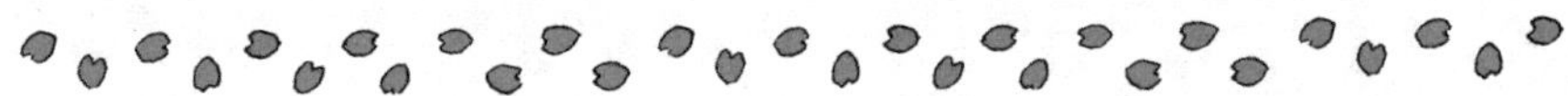

## 肝的抗压能力弱

本月，春天正式来临，昼夜温差和气压变化不大。寒冷的日子越来越少，不需要穿外套就可以出门。与3月相比，人更容易向外散发焦虑感，充满攻击性。

肝是储存血液的器官，大部分血液汇集于肝。血细胞包括白细胞、红细胞、血小板。随环境变化而增加的压力会影响肩负免疫功能的白细胞。如果身体感受到压力，交感神经占据优势地位，白细胞中的粒细胞增加，储存血液的肝会产生大量活性氧，使肝的负担加重。随着活性氧的增加，肝的代谢和解毒功能也容易变弱。

肝的抗压能力较弱，这是4月心理疲劳的一大原因。

本月的食疗方案建议食用帮助心理和身体解毒的食物，改善肝气郁结。野姜、紫苏、洋葱、薄荷、香菜、罗勒等具有香味的食物能够促进排毒，抑制情绪剧烈波动。彩椒、西蓝花、卷心菜、柠檬、猕猴桃等富含维生素的蔬菜与水果能够去除活性氧，建议搭配香味蔬菜一同食用。

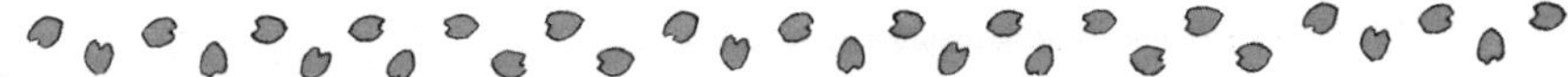

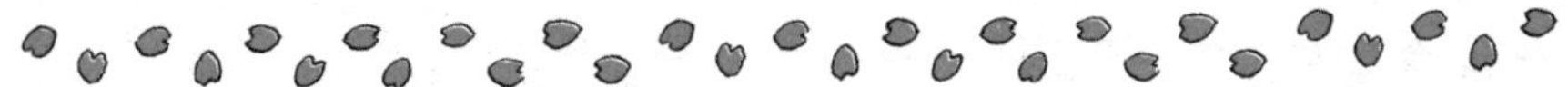

## 贫血是心理疾病的常见原因，缺铁是大忌

越接近5月，精神越紧绷，也许有人会在此时怀疑自己得了“五月病”，甚至感觉抑郁。

本月与3月相同，肝虚弱，容易因血不足而导致肝血虚，人同样易怒，还很容易强迫自己追求完美。

缺铁是很多人心灵脆弱、容易受伤的原因。因为一点儿小事就焦虑不安，难以入睡，食欲不振，情况会越来越糟。

线粒体能够产生稳定情绪的神经递质血清素和多巴胺，为身体制造体力和精力的来源——能量。铁是线粒体发挥作用必不可少的营养元素。实际上，很多抑郁或容易惊恐的人血液中铁蛋白的含量偏低，这代表他们具

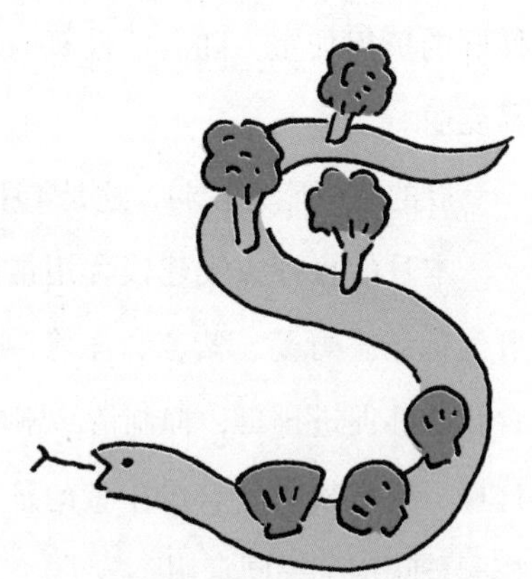

**◆粒细胞使人生病的原因**

人生来具有免疫功能，可以保护身体不受伤害。白细胞以活性氧为“武器”，击退“外敌”，影响免疫功能。白细胞可细分为多种类型，其中的粒细胞除了能发现“外敌”之外，还能使交感神经变得紧张。

适量的粒细胞不会造成问题，但如果粒细胞过多，会把体内的常居菌当作“外敌”，产生大量活性氧，进而引发化脓等炎症表现。甚至在没有细菌的情况下，破坏身体组织，使其发炎。如果某段时间睡眠不足，压力过大，出现长痘、突发性耳聋、咽喉炎等症状，都是这个原因导致的。

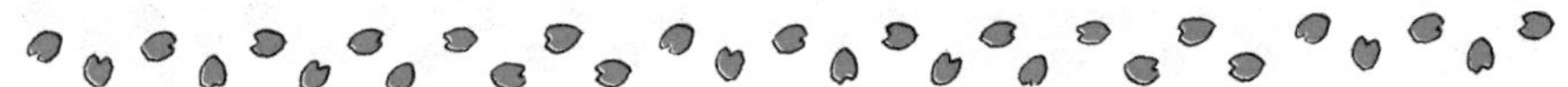

有缺铁性贫血倾向。

因此，为了保证心理健康，通过补铁（食用动物肝脏、鸡蛋、沙丁鱼、鱼干、小松菜、羊栖菜等）来改善肝血虚非常重要。

与富含维生素C的蔬菜一同食用，可以提高铁的吸收率。



**◆铁蛋白的正常值是每毫升100纳克，低于每毫升30纳克就很危险**

血红蛋白是诊断贫血的重要指标，在判断是否缺铁时需要检查铁蛋白。

铁蛋白表示体内铁元素的量，正常人高于每毫升100纳克。如果低于每毫升30纳克，就表示身体已经重度铁不足。

缺铁会造成身体疲劳、焦虑、没有精神、头痛、惊恐等不适症状。特别是女性，一定要注意这个问题。

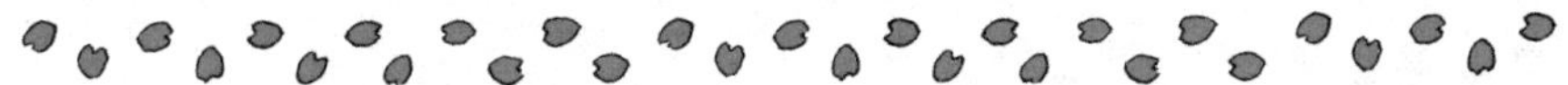

## 4月“急救站”

### 食用富含血红素铁的食物

铁分为血红素铁和非血红素铁。菠菜、小松菜、羊栖菜等蔬菜中的铁非常丰富，但这些蔬菜中的铁都是非血红素铁。从身体的吸收率来看，血红素铁的吸收率是非血红素铁的五六倍左右。动物肝脏、瘦肉、蚬、蛤蜊等都是富含血红素铁的食物。

## 4月健康小知识

### 双脚张开，拉伸侧腹

压力过大时，肌肉容易紧绷，导致血液循环不畅，呼吸变浅。肝位于心口的右下侧，如果肝负担加重，周围的肌肉会变得容易收缩。为了锻炼容易血液循环不畅的股关节，建议大家张开双脚，拉伸侧腹。请坐在地上，尽量张开双脚，一只手向上伸展，同时吸气。保持这个姿势，一边吐气，一边让身体倒下。左右各做10次。这个动作可以改善血液循环，拉伸侧腹，放松以肝为中心的内脏周围的肌肉。

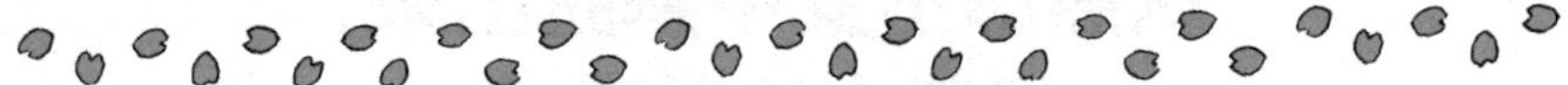

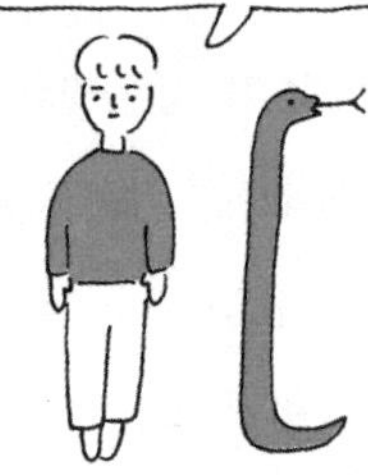


在外部环境变化十分频繁的时期，我们希望给别人留下聪明机敏、值得信赖的印象。

但是，面对不熟悉的课题和重大责任时，往往事与愿违，容易变得不安、焦虑。越是追求完美的人，越容易在现实与理想出现巨大鸿沟时感受到巨大的压力，痛苦不堪。

其实，原谅自己，接受失败，才是通往目标的捷径，4月尤其应该这样做。

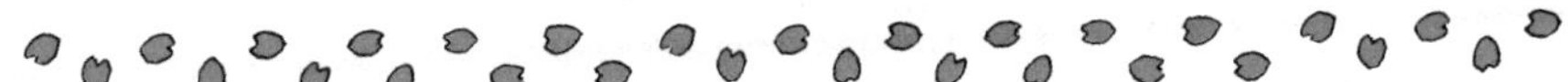

# 从焦虑不安中解脱出来，找回自己的节奏

## 食用方便烹饪且富含铁和维生素C的食物，放松内心

受菜种梅雨的影响，气压和气温变化剧烈，精神很容易紧张。这时容易变得肝虚弱，心脏收缩，做事急躁，易冲动。现代人常常慢性缺铁，即便是很小的事情，也会在内心放大。其实，只要冷静地思考，就会发现眼前的问题能一件一件地慢慢解决。但可能仍会出现焦虑不安、难以入眠、食欲不振等症状。在不熟悉的环境中，长此以往，人会筋疲力尽。

本周的食疗方案建议摄入能改善心理脆弱的铁，以及能提升铁的吸收率的维生素C，改善肝血虚，保持情绪稳定。最值得推荐的就是富含身体容易吸收的血红素铁的食物。

呐喊

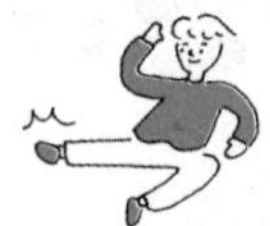

用尽全力呐喊，可以吐尽体内的气，身体自然就可以吸收大量的氧气，一扫不快，减轻焦虑。可以找一个空旷无人的地方大喊，这样就不会吵到其他人。

第1周

# 4/1 ~ 4/7

## ◆ 本周推荐食物 ◆

### 肉末

猪肉、牛肉、鸡肉、羊肉中含有丰富的铁。与4月适合食用的蔬菜最相配的就是各种肉末。

肉末可以制作的菜肴非常丰富，例如饺子、肉饼、肉丸、青椒酿肉等。与维生素C含量丰富的蔬菜一同食用，铁的吸收率更高。

## ◆ 适合搭配食用的食物 ◆

### 彩椒、西蓝花

彩椒和西蓝花是富含维生素C的代表性食物。彩椒富含维生素A、维生素C、维生素E。红辣椒中维生素C的含量尤其高，它还有抗氧化的作用。

西蓝花除了富含维生素C，还含有萝卜硫素，可以改善肝功能、抗氧化。

### 重点

一次多做一些肉饼或肉丸，按分量打包并冷冻保存，忙碌的时候可以立刻食用，很适合用来制作便当。也可以将彩椒随意切成小块，与富含铁的三文鱼等食物一同腌制，这样可以略微延长保存时间。

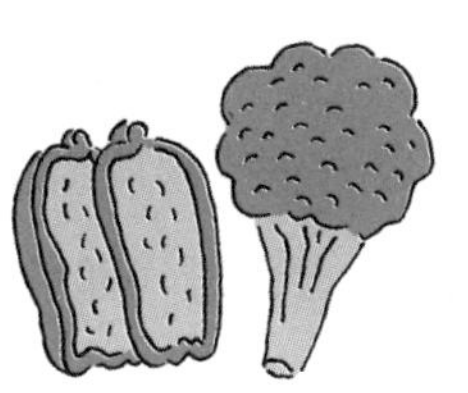

◆不要小看西蓝花梗

西蓝花梗的营养很丰富，含有大量维生素C，请不要丢弃。可以用西蓝花头当作装饰用的配菜，将西蓝花梗切碎，拌入肉末中，制成肉馅。

# 紧张，面部僵硬……不做“五月病”的“俘虏”

## 食用造血的鱼和有助于肝解毒的蔬菜，改善气血不调

4月的日照时间越来越长。人体内受日照影响而产生的激素和维生素D充足，人的消极念头也会减少。实际上，与3月相比，现在的气候稳定了许多。

但是，与上周相同，肝血虚带来的焦虑、烦躁依然存在，甚至更强烈。这时情绪很容易被周围的人干扰。你有没有意识到，最近越来越容易因为可有可无的小事和身边的人争吵。

此外，肝气郁结造成的头痛、头晕、面部肌肉痉挛等不适症状增多，甚至让人忍不住怀疑自己是否患了抑郁症或“五月病”，需要特别注意。其次，随着肝处理毒素的能力减弱，侧腹和后背可能会疼痛。

本周的食疗方案致力于改善肝血虚、补充铁。在此基础上，应当充分摄入香味蔬菜，缓解肝气郁结，排出心理和身体的毒素，改善气血循环。

尝试绘画

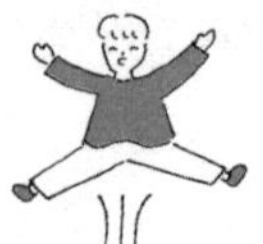

可以每天画一幅简单的画，无论是画动物还是画植物都可以。不管画技如何，创造性的行为都可以帮助身体缓解压力。

第2周

# 4/8 ~ 4/14

## ◆ 本周推荐食物 ◆

### 鲑鱼

鲑鱼（包括三文鱼）等能够造血的鱼类含有丰富的血红素铁和蛋白质，可以强化肝功能。这些鱼还含有红细胞的原料——维生素$B_{12}$。

鲑鱼的肉原本是白色的，但它含有的具有抗氧化作用的虾青素使得鱼肉呈红色。

此外，鲑鱼含有EPA、DHA等欧米伽3脂肪酸，以及丰富的B族维生素和维生素D。

## ◆ 适合搭配食用的食物 ◆

### 香味蔬菜

野姜、紫苏、洋葱、香菜、罗勒等香味蔬菜可以帮助肝排毒，改善肝气郁结，改善气血循环，缓解压力。

西式三文鱼炒香味蔬菜是一道非常简单的菜肴。只要在锅中加入橄榄油，煎熟三文鱼，再撒上作料和香味蔬菜，轻轻翻炒即可出锅。

### 重点

油渍鲑鱼可以保存更长时间，吃起来也更加方便。鲑鱼用盐腌制后，放入平底锅中煎熟，再按照个人口味加入香味蔬菜，往锅中倒入盖过鲑鱼的橄榄油。加热10分钟左右，将鲑鱼连同锅里的油一起倒进带盖子的容器中，冷藏保存，可以保存1周左右。

◆多放香菜

作为一种香味蔬菜，香菜是非常优秀的排毒蔬菜。它可以促进消化、抗菌、抗病毒、抑制体味、镇静精神、缓解眼部疲劳，还能改善多种身体不适症状，非常适合在这个时期食用。

# 有好事自然也有坏事，要养成循环通畅的好体质

## 食用能补铁、消除压力的蔬菜，通过肝和肠道排出内心的毒素

最近气压和气温的变化较小，气候舒适宜人，但阴凉处或晚上可能会有寒风吹过，因此不能大意。4月可能会有很多新鲜的体验，加班、开会、学习等事项让生活节奏比平时更匆忙。最近你或许会感觉花费了过多精力在人际关系上，失去了自我。

这种症状同样归咎于肝气郁结。对性格内向、总是把自己的想法憋在心里的人来说，这个阶段尤其不好过。如果一味地忍耐，有可能导致肌肉紧绷、肩膀僵硬、头痛、磨牙、下意识咬牙等症状。肠胃功能弱的人，肚子还会胀气，这些气体也要由春季虚弱的肝处理。

本周的食疗方案建议在改善肝气郁结的基础上，食用补铁的食物，减轻因忍耐给心理造成的负担，促进肝和肠道排毒，让郁结的气血循环恢复健康。

扔掉房间里的3样东西

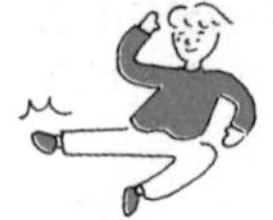

如果房间里的杂物过多，人就会感受到压力。在房间里找出3件不需要的东西并扔掉。如果能做到，明天和后天也分别扔掉3件东西。这样一来，管理物品变得轻松，压力也会减轻。

第3周

# 4/15 ~ 4/21

## ◆ 本周推荐食物 ◆

### 小松菜

小松菜含有丰富的铁，还含有钙、钾等矿物质，以及维生素A、维生素C、维生素E等多种维生素。因此，小松菜不仅可以补血，还有良好的抗氧化作用。此外，它还含有异硫氰酸酯，可以促进肝和肠道排毒，改善气血循环。

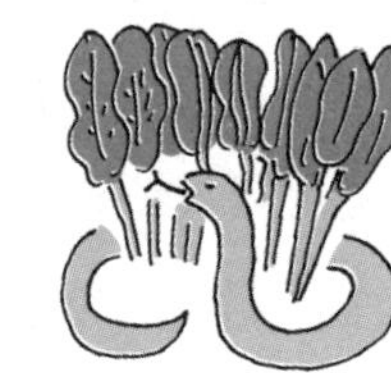

## ◆ 适合搭配食用的食物 ◆

### 五香粉

五香粉是一种常见的作料，由肉桂、丁香、八角、花椒、小茴香等食材制成，一般用于制作中餐。它能够改善肝气郁结、调理肠胃、抗菌消炎、改善肠道环境。

建议在烹饪以动物性蛋白质为主的菜肴时使用五香粉，例如中式猪肉炒小松菜等。

### 重点

也许绿叶菜给人一种不耐存放的印象，其实它们可以冷冻保存。例如小松菜冷冻后，细胞壁被破坏，会提高人体对维生素C的吸收率，促进铁的吸收，因此它很适合冷冻保存。

**◆值得推荐的中式发酵食品豆豉**

豆豉由黑豆或黄豆发酵而成，口味咸香，可以直接食用，也可以当作作料使用。豆豉富含氨基酸，能够抑制血糖急剧升高、调理肠道环境。

# 内心疲劳，感觉痛苦的时候，再努一把力

## 用含铁的食物解决五一长假前的春季疲劳感

实际上，一年中温度和湿度都舒适的时期非常少，这段时期就属于其中之一。只是五一长假前往往堆积了许多事情，不得不勉强自己努力去做。此时越是绷紧神经努力工作，越容易感到疲劳。

如果不知道放假日期，还可以继续忍耐；一旦知道放假日期，就会想立刻解放。

这也是肝气郁结的表现。越忍耐，越容易出现腹泻、便秘、食欲不振等症状。还会导致贫血，引发烦躁不安、注意力不集中、精神亢奋、难以入眠等问题。

本周的食疗方案建议食用含铁的食物，增强身体的耐性。马上就要放假，再坚持一下吧！

空闲时拉伸侧腹

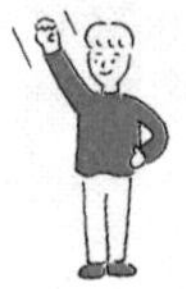

双手伸直，举过头顶，请注意不要弯曲手肘。保持这个姿势，一边深呼吸一边侧弯身体，左右各坚持10秒。

这个动作可以放松平时经常紧绷的腹斜肌和肋间肌。身体得到放松，精神也会得到放松。

## 第4周

# 4/22 ~ 4/28

### ◆ 本周推荐食物 ◆

#### 猪肉

猪肉中的铁、蛋白质、氨基酸等强健肝的营养元素很均衡，而且猪肉中与糖代谢相关的维生素$B_1$含量丰富，需要快速补充体力时吃猪肉非常有效。

但是脂肪含量较高的猪肉热量高、蛋白质少，可能会对肠道造成伤害。请尽量选择肋条、猪腿、里脊等部位的瘦肉。

### ◆ 适合搭配食用的食物 ◆

#### 葱类蔬菜

除了大葱，葱类蔬菜还包括韭菜、洋葱、大蒜等。它们的共同点是含有硫化烯丙基。这种成分有两个功能：一是消除疲劳，提升能够有效消除疲劳的维生素$B_1$的吸收率；二是排毒、抗氧化、杀菌、强化肝细胞的解毒能力。

在非常容易犯春困的本周，很适合食用葱类蔬菜和富含维生素$B_1$的食物。

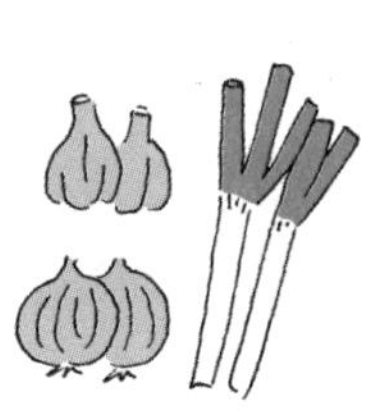

#### 重点

请仔细回想一下，烹饪猪肉的时候，你是不是会自然地加入一些葱类蔬菜呢？猪肉汤、炒猪肉等包含这两种食物的菜肴很常见。因此，只要记得食用猪肉，就能顺便食用葱类蔬菜。

**◆吃完葱类蔬菜如何消除嘴里的气味**

吃完葱类蔬菜，嘴里的气味让人烦恼，绿茶、苹果、柠檬、罗勒、菠菜等食物可以解决这个问题。

最后一周

# 4/29 ~ 4/30

## 回顾4月的身心

**食物无法改变现在的自己，**
**但能决定将来的自己**

可以利用五一长假外出旅游，释放压力。但如果在假期暴饮暴食、晚睡晚起，被这些坏习惯影响心理状态，假期结束就很容易失去干劲儿，患上“五月病”。如果健康状况不佳，一定要注意饮食。

本月食疗方案介绍的彩椒和西蓝花富含促进铁元素吸收的维生素C，具有较强的抗氧化能力，可以去除活性氧，帮助肝发挥功能。今后也请坚持食用这些食物，挑选食物时不要仅考虑当下的自己，也要为未来的自己打算。

· 为春季虚弱的肝补铁：猪肉、肉末、鲑鱼。

· 有助于春季虚弱的肝排毒：小松菜、葱类蔬菜、五香粉、香味蔬菜。

· 保养肠道：彩椒、西蓝花、纳豆、米糠腌菜。

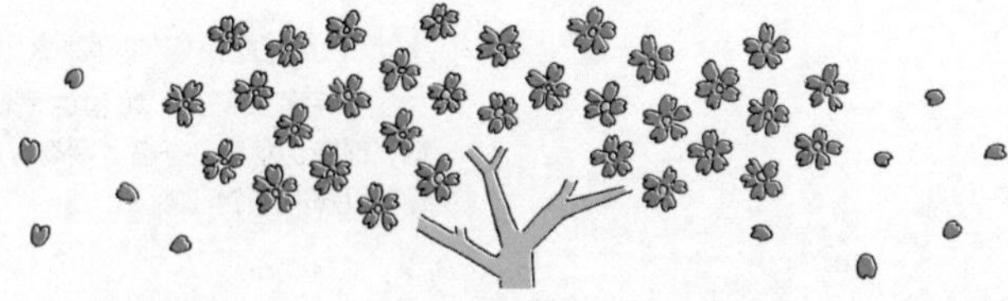

# 5月

# 春

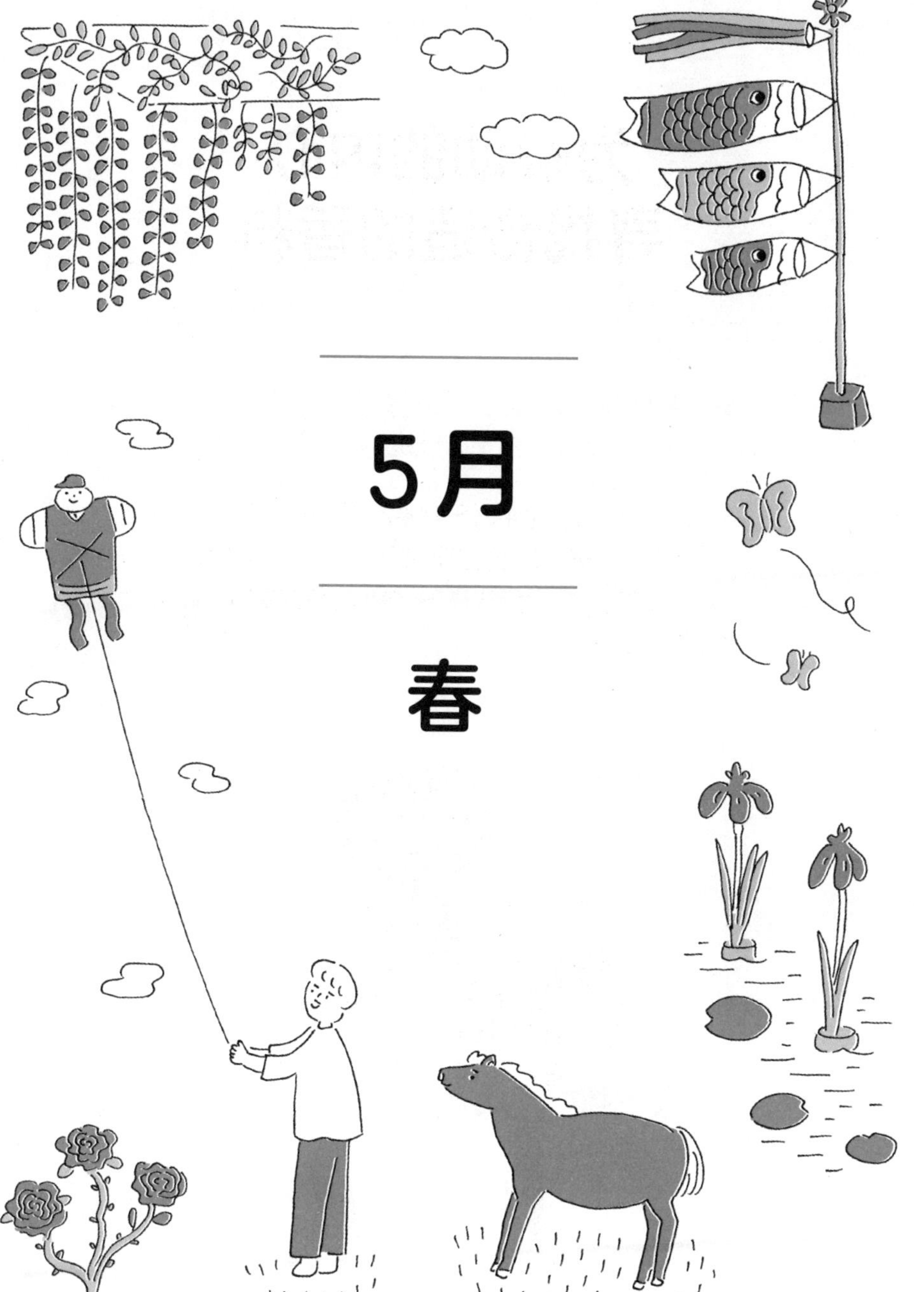

# 为躁动的内心寻找合适的香料

春季多强风，随风而来的还有不安感、愤懑感、头痛和头晕……香料可以解决这些不适

5月，你可能比平时更容易产生消极的情绪。

大多数时候，这都是因肠胃的炎症而引起的。

请食用香料、香草以及十字花科蔬菜来对付肠胃炎症吧。

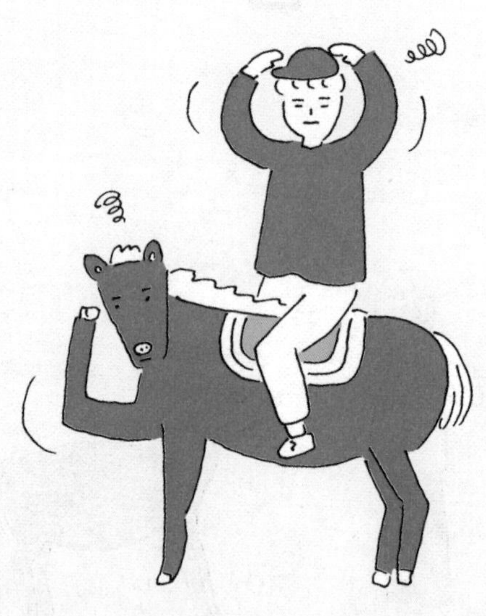

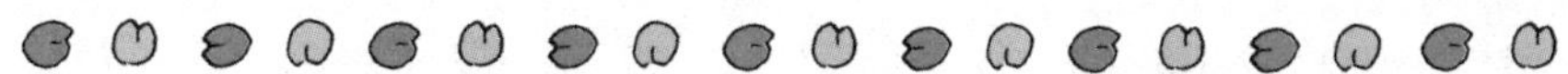

## 对付肠胃炎症，击退“五月病”

中医将春季带给身体的影响称为“肝风”，认为肝虚的人更容易出现头晕或头痛等症状。

五一长假结束后，疲劳感会更强烈。在忙碌的生活节奏中敷衍饮食，或者与平时的饮食习惯大不相同都会让人疲劳。正是因为有各种身体和心理上的不适，人们才会患“五月病”，抵触上学或上班。这种情况被中医称为“肝胆湿热”，是饮食给肝、胆囊、肠道增添负担，使心理和身体出现炎症而造成的状态。

出现炎症时，人会感受到各种负面情绪，例如紧张亢奋、焦虑不安、心情低落等。身体也会出现腹泻、便秘、恶心、呕吐等症状。女性还可能会出现白带异味严重、面部泛红、长湿疹等症状。在如此身心不适的情况下，感受到的压力可能会更大。

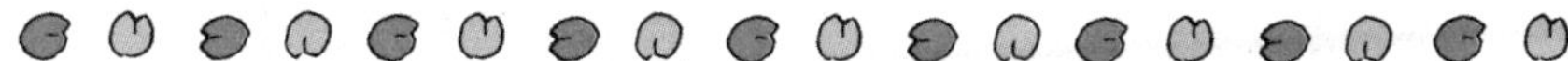

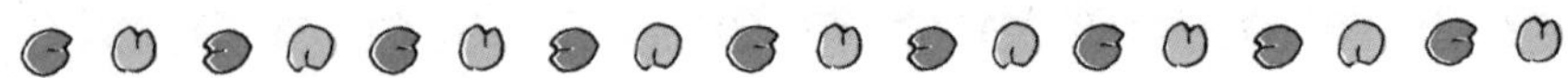

## 产生消极思维是因为肠道内的霉菌——念珠菌

5月到来，也许你已经逐渐适应现在的生活。但因为“肝胆湿热”的影响，保持身心健康比想象中更加困难，很容易感到不满。出现“肝胆湿热”的一个原因是肠道内的霉菌，其中一种叫作念珠菌。

念珠菌是常居于人体的寄生菌，非常容易在肠道内滋生。如果饮食习惯不良，念珠菌会迅速增殖。它的菌丝伸展时，容易导致肠壁破裂，引发炎症。为了抑制炎症反应，肾上腺会分泌大量的皮质醇，加重心理疲劳感，使人出现抑郁的症状。

此外，念珠菌还会分泌一种名为乙醛的毒素，它会加重肝的负担。当肝超负荷工作时，会导致血糖异常。念珠菌分泌的阿拉伯糖的结构与葡萄糖非常相似。因此，当念珠菌分泌阿拉伯糖时，身体会错误地认为血糖升高了，从而分泌胰岛素以降低血糖。这将导致低血糖状态，使人感到疲倦、困乏且注意力不集中。

◆肠漏综合征是不适的根源

我们通过饮食获取的营养物质，都必须被小肠过滤才能吸收。

如果小肠的过滤功能出现问题，导致身体吸收了本来不应该被吸收的未消化物质、过敏原、细菌、病毒、重金属等有害物质，就会给身体带来各种负面影响，例如引发炎症、必要营养元素的吸收率下降等，这就是肠漏综合征。念珠菌正是引发肠漏综合征的原因之一。

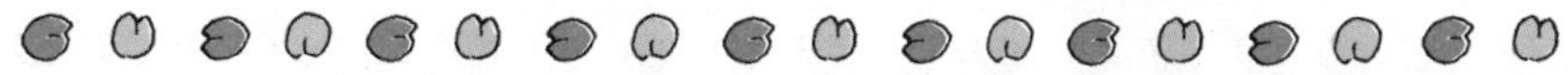

## 用抗菌食物维持心理健康

在梅雨季节到来前的5月，湿度较大时，念珠菌增殖速度加快，肠胃功能低下。因此，要想维持心理健康，这时需要格外注意。

为了阻止念珠菌增殖，必须减少摄入念珠菌的“食物”，例如砂糖、麸质、酪蛋白、酒精等。同时，应充分摄入膳食纤维，让肠道内的有益菌占优势。当肠道内的环境呈弱酸性时，念珠菌就难以存活。

此外，食用具有抗菌作用的牛至、生姜、大蒜、芥末、胡椒、辣椒、香菜、肉桂、丁香、孜然、姜黄、罗勒、迷迭香、百里香、藏红花等，都有助于维持心理健康。

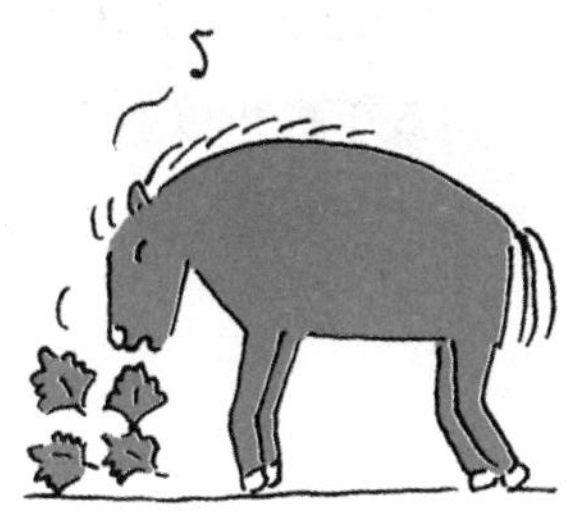

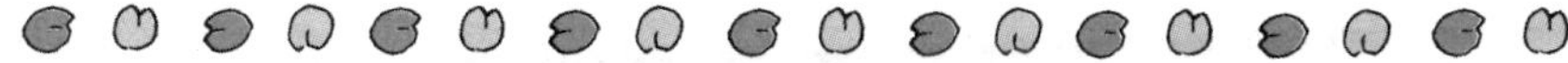

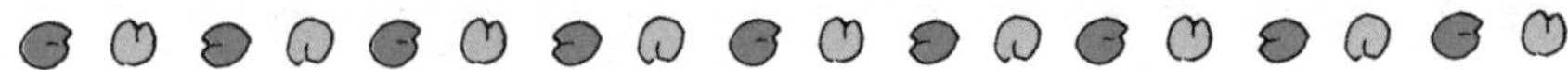

## 5月“急救站”

### 食用助消化食物，对抗念珠菌和肠漏综合征

引起肠道内炎症的因素有很多，例如暴饮暴食、食品添加剂、精神压力、麸质过敏、念珠菌感染等。因此，需要食用能够抗菌、消炎、抗病毒的助消化食物来保护肠壁，例如卷心菜、海带、秋葵等。

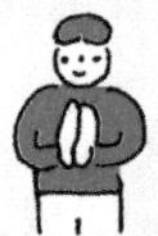

## 5月健康小知识

### 按压风池穴是应对“肝风”的好对策

春季刮强风的时候，最适合按摩的穴位是风池穴。

风池穴位于脖子后方。用手指从脖子两侧下方朝发际线方向移动，凹陷的位置就是风池穴。

用双手拇指以适当的力度按压10秒左右，可以使头脑清醒，缓解头晕、头痛、眼睛疲劳等“肝风”造成的症状。

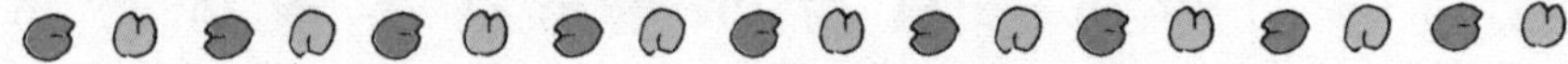

持久的心理问题可以通过改善肠道环境来解决。

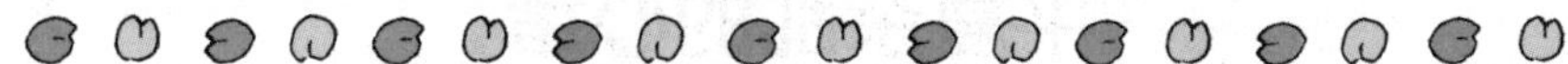

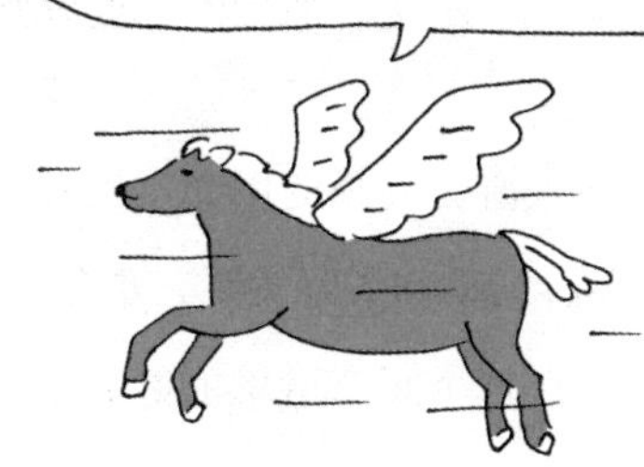

本月将延续4月的食疗方案，致力于消除不安和不满，缓解因精神压力而产生的内心负担，为6月潮湿的天气做好准备。

如果不能在本月改善4月遗留的内心不适，这样的情况可能会一直持续到下一个气候稳定的季节，也就是秋季。

如果你怀疑自己得了“五月病”，首先请不要再食用念珠菌喜爱且会破坏肠道环境的食物。要食用有抗菌作用的食物，摄入保护肠壁的膳食纤维。从身体的问题入手，心理问题会在不知不觉间得到缓解。

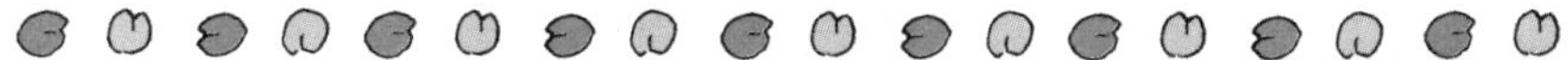

# 平复杂乱的心绪，让情绪回归正常

## 食用十字花科蔬菜和富含心理所需营养的豆类，调理气血循环

此时的气候最适合旅游。温暖的阳光本应让人感到幸福，但一想到工作、育儿、各种活动和人际关系，难免身心俱疲。如果4月你过得疲惫又辛苦，在这个暖意融融的好时节，请充分休养身体，调整心态吧。

心理和身体疲劳的时候，内心会涌现出许多情绪。这时不需要特意改善，而是要客观地看待自己的情绪，接纳自己的思维中不同的一面。因为这时非常容易因过度忍耐而肝气郁结或因焦躁烦闷而陷入湿热状态。

肠道积攒的毒素会影响肝和大脑，给心理带来不适。无论身体的哪个部位出现炎症，都会导致心理紊乱，因此必须先消除炎症。本周食疗方案的目标是抑制湿热带来的炎症，排出毒素。建议食用蔬菜和营养丰富的豆类，改善因肝气郁结而紊乱的气血循环。

**在家解放双脚，光脚走路吧**

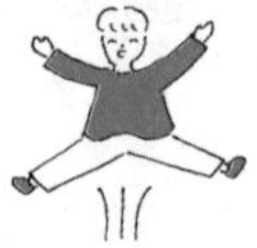

可以试着在家里光脚走路，充分使用每一根脚趾。双脚总是被束缚在鞋子里，支撑全身的体重，偶尔解放双脚能缓解压力，改善血液循环。

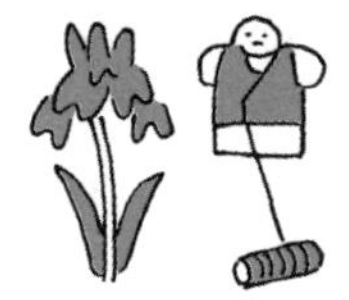

第1周

# 5/1 ~ 5/7

## ◆ 本周推荐食物 ◆

### 十字花科蔬菜

十字花科蔬菜含有血清素的原料色氨酸以及具有杀菌作用的萝卜硫素，可以改善湿热和肝气郁结。建议食用西蓝花芽、芝麻菜、山葵、小松菜等蔬菜。

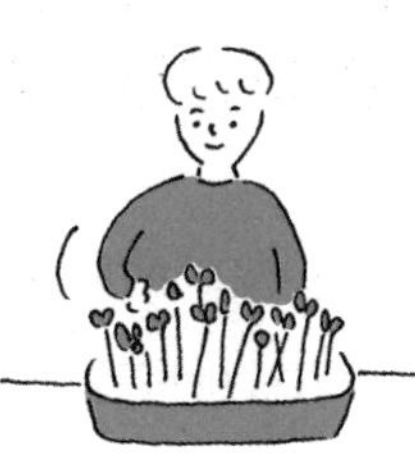

## ◆ 适合搭配食用的食物 ◆

### 豆类

豆类含有丰富的蛋白质、维生素、铁、膳食纤维，这些都是对心理健康有益的营养物质。可以将不同的豆子混合在一起吃。

### 芝麻菜什锦豆沙拉

材料（2人份）

什锦豆：1包
秋葵：1袋
芝麻菜：1把
圣女果：1盒
酱料（生姜醋等）：按个人口味添加

做法

只需要将上述食物和酱料拌匀即可食用。

### 重点

可以在厨房里培植豆苗。收获后可以继续种植，非常方便。

绿叶菜可以用厨房纸巾包好，放入封口式保鲜袋中，竖着冷藏保存。所有绿叶菜都可以用这个方法保存。

# 振作精神，挽救崩溃的生活

## 利用作料和调理肠胃的食物，缓解肠道与心理的炎症

春季常常刮狂风。在温暖的阳光下感觉很治愈，转眼又会感受到狂风刮过。这种状态被中医称为“肝风”。这时无论别人说什么，都容易将其理解为批评，想要反驳。人容易发怒、失眠，还有可能出现头晕、头痛、潮热等症状。

五一长假结束，如果感觉心情焦虑，身体就快撑不住了，可能是因为假期总熬夜。如果假期每天晚上玩电子产品，一觉睡到中午，这种紊乱的生活节奏会影响血清素和皮质醇分泌，导致心情难以平静，陷入负面情绪。

本周的食疗方案除了需要抑制因上个月不养生的生活习惯造成的湿热以及“肝风”造成的“心理炎症”外，还要调整生活节奏，保障肠道通畅，使内心恢复活力。建议食用具有抗菌作用的作料和能调理肠道环境的食物。

张开双脚的脚趾

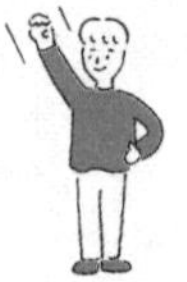

建议在心理不适时做这个动作。不仅可以转换心情，还能活动距离心脏最远的脚趾，改善血液循环，达到放松的效果。

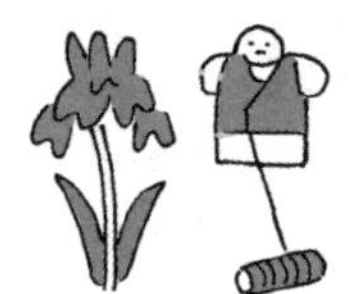

第2周

# 5/8 ~ 5/14

## ◆ 本周推荐食物 ◆

### 作料
### （生姜、大蒜、胡椒、辣椒、芥末）

以上作料都很常见，都是能保护身体远离湿热和“肝风”的食物，具有较强的抗菌作用。

大蒜、生姜等作料可以买新鲜的，也可以冷冻保存，随时食用。食用这类作料的习惯请保持到6月。

## ◆ 适合搭配食用的食物 ◆

### 白萝卜干

白萝卜干含有丰富的膳食纤维和淀粉酶、水解酶，可以改善肠胃功能、改善便秘、促进B族维生素代谢。白萝卜干含有的叶酸、钙、锌、镁还可以改善慢性疲劳和身体不适。

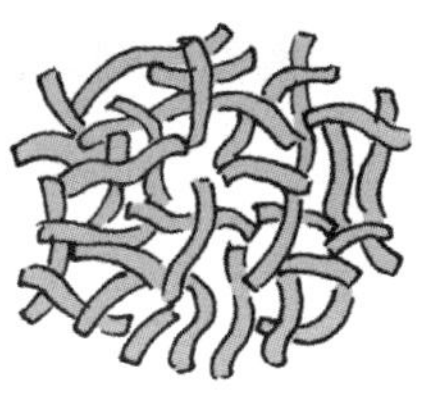

## 白萝卜干、金针菇炒油炸豆腐

**材料**

白萝卜干：30克
金针菇：1把
油炸豆腐：4块
木鱼花：30克（3勺）
白芝麻：3大勺
生姜（剁成泥）：2片
酱油、甜料酒、醋：各2大勺

**做法**

1. 将白萝卜干浸泡在约100毫升水中。
2. 将油炸豆腐切成方便食用的大小，放入锅中煎。将金针菇切成2厘米左右的段，放入锅中翻炒，倒入适量醋。
3. 将浸泡好的白萝卜干切成2厘米左右的段，加入酱油、甜料酒，稍微翻炒一下，关火。
4. 装盘，撒上姜泥、木鱼花、白芝麻，拌匀即可。

◆十字花科蔬菜

十字花科蔬菜种类非常丰富。卷心菜、西蓝花、小松菜、白菜、白萝卜、大头菜、花椰菜、山葵、芝麻菜、羽衣甘蓝、豆瓣菜等都属于十字花科蔬菜。

十字花科蔬菜具有抗炎、抗氧化的作用。

◆金针菇是理想的瘦身食物

金针菇能抑制脂肪吸收，促进脂肪分解，非常适合饮食习惯紊乱的人。

可以用不同的做法尝试上面介绍的食谱，例如用淀粉勾芡、加上芝士烤、浇上蛋液做成厚蛋烧等。

# 不要让心理状况继续恶化，为心理和肠道涂上“保护涂层”

## 攻守兼备很重要！抑制肠道炎症的同时，食用保护肠壁和心理健康的食物

本周的气温可能已经与盛夏的气温不相上下。这时身体容易陷入湿热状态，人变得焦虑不安、烦闷，往往喜欢用坏习惯发泄情绪。例如饭后吃甜食或零食；一边看电视或玩手机，一边喝酒。如果你采用这样的方式放松，请一定要注意。这种生活习惯会使肠道内的念珠菌增殖，伤害肠壁，使湿热状态恶化。

想要缓解湿热状态，可以通过泡澡放松身心；睡前尽量避免接触光源；不在沙发上小憩，而是躺在床上充分休息。入睡后90分钟是消除疲劳最有效的时间，小憩有时会打乱生活节奏，降低缓解疲劳的效率。

本周食疗方案的目标是阻止湿热状态恶化。食用恰当的食物，抑制炎症，调理肠胃，使肠壁更健康，不让肠道对心理造成的负面影响进一步扩大。

卷心菜切丝特训

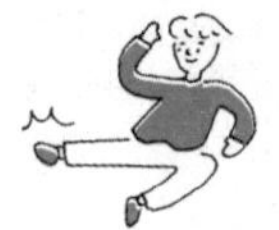

将卷心菜切成丝是一种可以放空大脑的重复性动作，可以缓解压力。

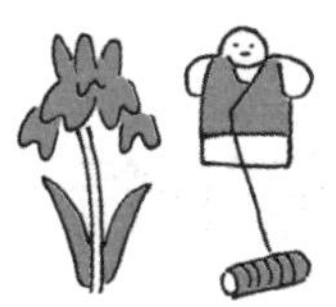

# 第3周
# 5/15 ~ 5/21

## ◆ 本周推荐食物 ◆

### 卷心菜

卷心菜是一种十字花科蔬菜，具有抑制炎症的作用。它还含有促进胃黏膜再生、预防胃溃疡的维生素U及维生素K。此外，卷心菜的维生素C含量十分丰富，两三片卷心菜叶就能提供人体一天所需的维生素C。

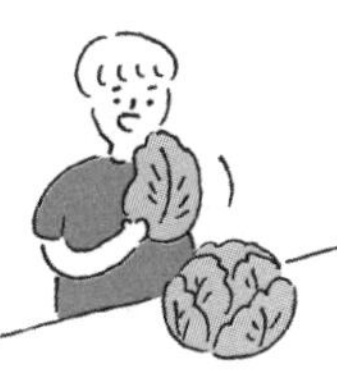

卷心菜还有助于修复肠壁黏膜，肠壁被念珠菌或食物刺激而造成损伤的时候很有帮助。

## ◆ 适合搭配食用的食物 ◆

### 海带

海带含有丰富的水溶性膳食纤维、矿物质以及碘，能够有效保护受伤的肠壁。海带含有海藻酸、褐藻糖胶等膳食纤维，与卷心菜一样，也能保护受伤的肠壁黏膜。推荐做一道卷心菜拌海带。

### 重点

尽量不要购买切开的卷心菜，直接购买整棵。吃的时候从外侧一片片地剥下来更好。

储存时可以去掉菜心，放进冰箱里。如果觉得做菜很麻烦，也可以每天剥下一两片菜叶，直接蘸酱料吃。

◆干海带丝非常方便

干海带丝看起来不像海带，实际上是由大块的海带切成的细丝。它含有丰富的矿物质，海藻酸和褐藻糖胶等膳食纤维的含量也十分丰富，能够调理肠道环境。

有些人只用海带熬汤喝，不愿意直接吃海带。可以试试干海带丝。干海带丝可以凉拌着吃，也可以作为作料，为厚蛋烧和炒菜调味。

# 调整心理状态，为即将到来的潮湿气候做好准备

## 梅雨季节到来前，做好心理准备，食用助消化食物，预防肠道内霉菌

这段时期，昼夜温差较小，有时中午甚至会满头大汗。

按理说，这时自律神经很少会因气候原因而紊乱，但实际的心理状态如何呢？我们常说“五月病”，实际上5月气候温暖宜人，是非常舒适的季节。下个月湿度会变大，潮湿的天气会使自律神经极易紊乱。因此，5月需要消除4月积攒的疲劳，做好心理保养，为即将到来的潮湿季节做准备。中医认为，湿度较大时人的消化能力会降低，脾虚弱。如果此时心烦、焦虑、湿热累积，6月脾会持续虚弱，心理状态也会恶化。造成这种情况的原因往往是饮食和消化，因此可以预防。

本周食疗方案的目标是调理消化系统，为梅雨季节的到来做好准备。抑制肠道内的有害菌增殖，食用助消化的食物，都有助于在梅雨季节到来前做好心理保养，让下个月的情绪更加稳定。

**每天清晨对镜检查舌头**

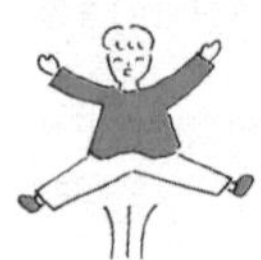

如果舌苔比较厚，代表最近吃多了，肠胃负担较重。舌苔呈黄色时，人容易焦躁或出现过敏症状。舌苔呈薄薄的白色是理想状态。舌头本身的颜色偏白代表心理营养不足，这时人的思考能力和注意力容易下降。如果舌头肿胀，人容易感觉手脚或全身浮肿。

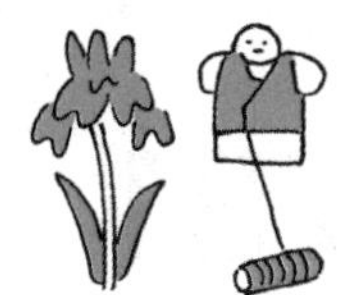

第4周

# 5/22 ~ 5/28

## ◆ 本周推荐食物 ◆

### 茴香

中医认为茴香具有“理气”的作用，能改善气滞，缓解腹胀、咽喉痛、腹痛等症状。它还具有抗菌暖身的效果，能有效治疗体寒造成的各种症状，对浮肿也非常有效。

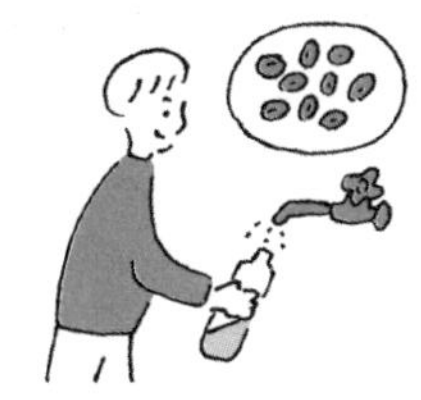

### 重点

茴香最简单的食用方法就是制作茴香水。只要将2勺茴香籽泡入2升水中，放入冰箱冷藏，第二天茴香水就做好了。

## ◆ 适合搭配食用的食物 ◆

### 白萝卜、大头菜

白萝卜、大头菜这类十字花科蔬菜，能够通过改善肠道和肝的炎症，调整心理状态。十字花科蔬菜还含有具有抗菌作用的异硫氰酸酯，以及能够帮助消化的淀粉酶。

可以用白萝卜和大头菜制作茴香腌菜。将上面提到的茴香水与醋1:1混合，按照个人口味加入喜爱的作料，煮沸，与洗净切好的白萝卜、大头菜或其他蔬菜一同倒入容器中保存。

◆常用于中药的食物

从某些方面来说，中医是饮食的延伸。下面介绍一些常用于中药的食物。

**肉桂（桂皮）**：可以改善肠胃功能，缓解感冒症状，改善血液循环不畅。作为食物的时候，一般用在甜点或饮品中。

**丁香**：常用于温中御寒、改善打嗝儿的中药。作为作料使用，可以预防口臭。

**紫苏**：可用于止咳、改善感冒症状。作为刺身的配菜，有杀菌的效果。

**山药**：常用于治疗腹泻、增强体力的中药。山药也是餐桌上常见的食物，能够用来制作山药泥拌饭等美食。

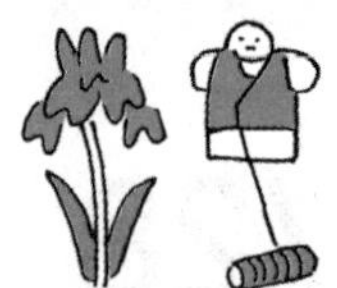

最后一周

# 5/29 ~ 5/31

## 回顾5月的身心

### 梅雨季节前让心灵更强韧

五一假期让一直紧绷的情绪得到放松，但假期结束，再想鼓起干劲儿非常困难。

在中医的观点中，一旦进入潮湿的6月，人的消化功能和脾的功能就会下降，身体和心理的状态也会受气候影响。

这时最需要做的是防止消化功能变弱，让身体免受气候变化的影响。在潮湿的梅雨季节到来前，请有意识地食用适合这个季节的卷心菜及下列食物。

· 保养春季虚弱的肝：十字花科蔬菜、茴香、豆类。

· 保养肠道：卷心菜、大头菜、海带、白萝卜干。

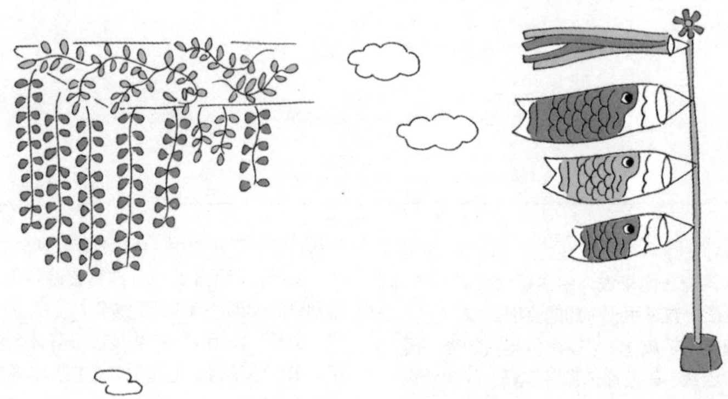

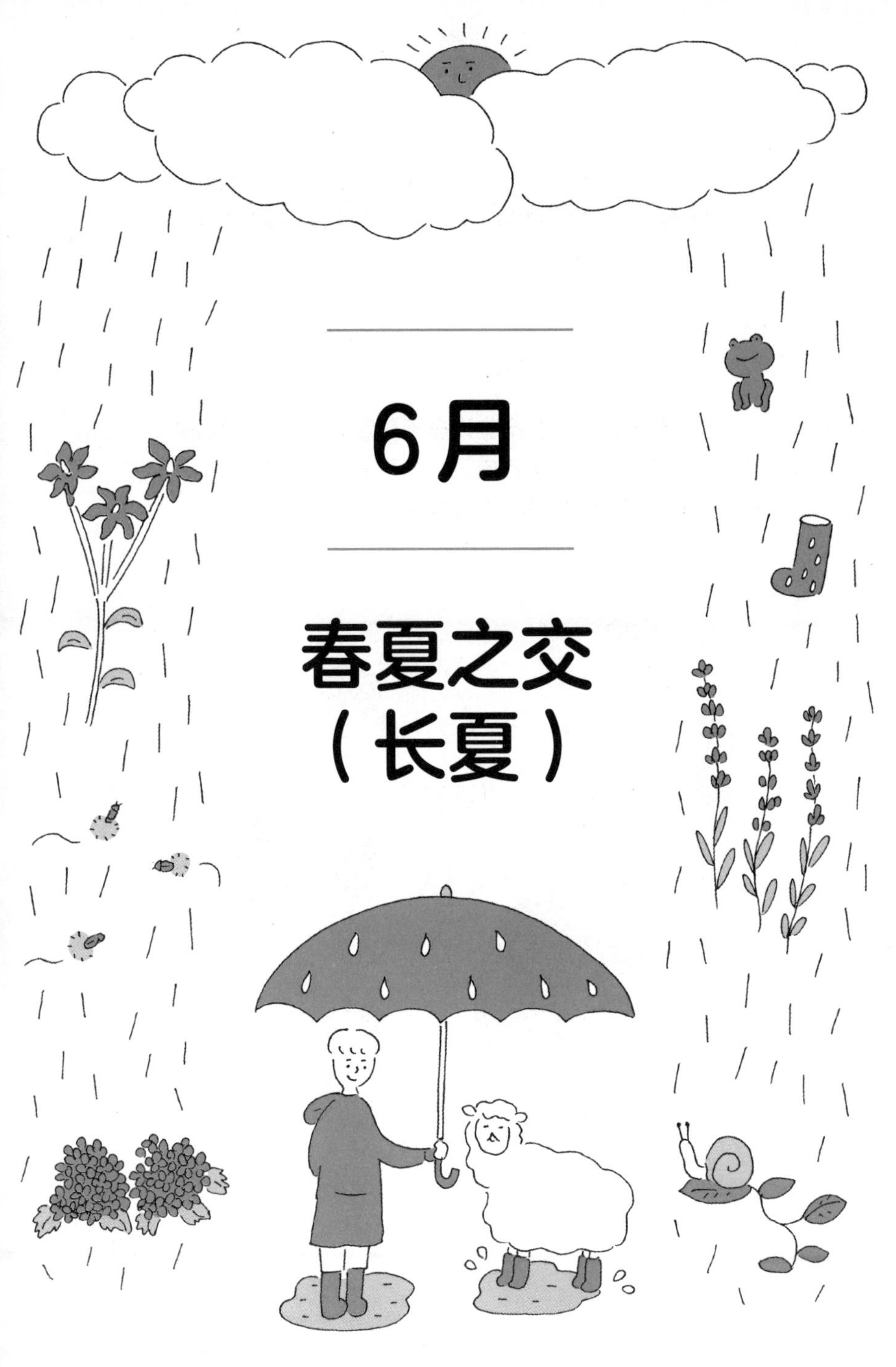

# 6月

# 春夏之交（长夏）

# 放下执念，解放心灵

## 来一场大扫除，扫去破坏内心安宁的无用之物

夏天到来，会产生许多不稳定的情绪。人容易想太多，也容易责备自己。除了补充营养外，也需要防止身体和心灵积累毒素。

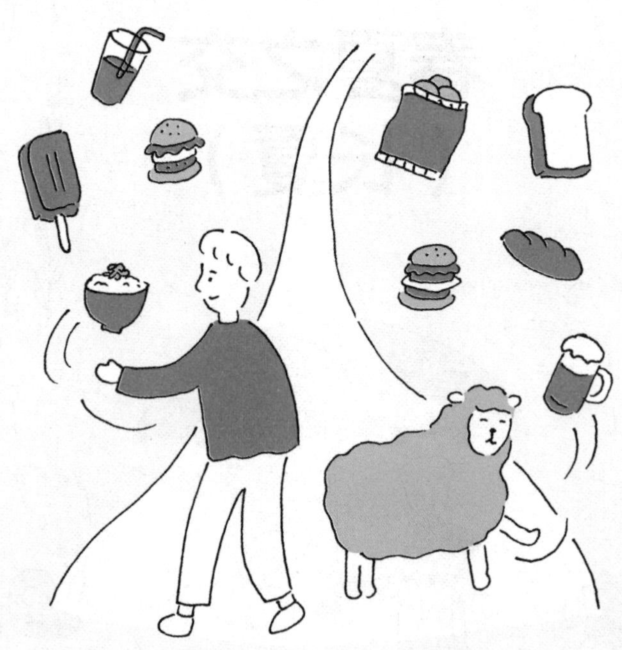

## 潮湿的空气会给肠胃增加负担

6月，天气并没有那么炎热，处于气压变化剧烈且潮湿的梅雨季节。

这段时期气压变化剧烈，湿度大，人的自律神经紊乱，肠胃功能低下。云层增厚，日照时间缩短，人容易变得内向。

按照中医理论，本月是春、夏、长夏三个季节的交叉时期，情绪容易不稳定。春季虚弱的肝、夏季虚弱的心以及长夏虚弱的脾都在此时加重负担，带来这个季节特有的情绪体验。

负责消化的脾在湿度大的季节格外虚弱。如果脾不适，消化功能低下，心理健康所需的营养物质——蛋白质、铁等矿物质、B族维生素的吸收率也会下降，人容易思虑过重、自我责备、没来由地感觉不安、难以入睡。

如果此时不采取措施，心理的疲惫感和不适会持续至梅雨季节结束之时。

## 减少挑食，抑制扰乱心神的炎症

6月首先需要做的是改正不知不觉间持续了很久的挑食习惯。这样可以减轻消化系统的负担，促进营养吸收，使身体不易产生炎症，稳定情绪。

你可能会反驳："我饮食均衡，并不挑食。"实际上，每个人都会在无意识中养成偏爱某种食物的习惯。如果你仔细回忆，一定会发现很多无意间养成的习惯，例如一天喝好几杯咖啡，或者在煮菜时加一些糖或甜料酒调味等。

人的心理问题越严重，越容易依赖不健康的饮食习惯。

不健康的饮食会促进多巴胺分泌，带来直接的满足感。促进多巴胺分泌的饮食往往具有成瘾性。暴食、喝酒、吃巧克力、喝咖啡等习惯难以戒掉，就是因为多巴胺的成瘾性。

如果长期保持这种不健康的饮食习惯，会让虚弱的消化系统不断接收有害物质，使心理不适恶化。这种肠胃功能低下、身体发生炎症的状态，被中医称为"脾胃湿热"。

人容易依赖能促进多巴胺分泌的食物放松心情，缓解压力。

◆什么是多巴胺

多巴胺是人体必需的一种激素，它是提起干劲儿付诸行动，并获得成就时得到的一种"快乐的奖励"。也就是说，多巴胺要靠自己的努力获得，仅仅依靠食物获得，并没有意义。

如果你为了自己能成长，想提升自己的注意力、创造力，那么请尝试戒断让人轻易产生多巴胺的食物。过完6月，也许你会看到一个全新的世界。

如果突然改掉这样的饮食习惯，会导致心理状态恶化。长期来看，这样的饮食习惯有百害而无一利。

如果能减轻对消化系统的伤害，就不容易受湿气的影响，思虑过重、责备自己的情况也自然能得到改善。

因此，本月的重点不是摄取额外的营养物质，而是下定决心采取措施，戒掉对心理造成巨大负担的成瘾性习惯。

## 6月“急救站”

### 停止用糖调味

6月需要特别注意的是甜味，避免因摄入糖质而引起炎症非常重要。如果摄入过量的糖质，多余的糖会与体内的蛋白质结合，引发炎症，影响大脑，甚至伤害神经细胞。

如果想给菜肴增添甜味，请使用低聚糖。同时，不要饮用含糖（葡萄糖、果糖等）饮料。蔬菜汁和营养饮品的含糖量高得出人意料，有时本来想补充营养，最终却摄入了过多糖质。

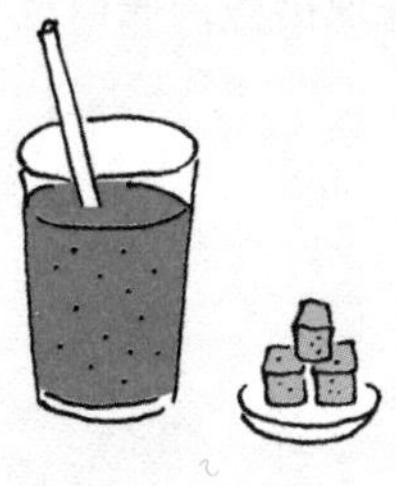

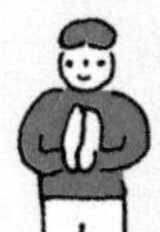

## 6月健康小知识

### 用热水冲洗后颈30秒

洗澡的时候可以用热水冲洗后颈30秒。后颈处有大动脉，用热水冲洗后颈，能够改善血液循环，消除疲劳，放松精神，改善肩膀酸痛等症状。

◆选择低聚糖

最值得推荐的低聚糖是乳果糖。它能促进肠道内的有益菌双歧杆菌增殖，减少产生氨的有害菌。

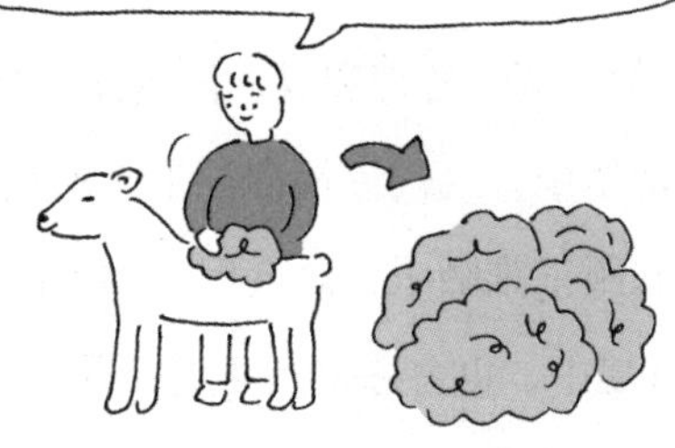


不吃多余的东西，头脑和心灵会越来越清爽。如果放任冲动，依赖多余的食物，头脑和心灵会越来越混沌。

本月是季节交替的时期，也是决定今后心理状态的重要时间点。为了今后更积极向上，一定要注重饮食。同时，请积极面对停滞的人际关系、糟糕的工作状态和烦恼，逐一梳理、解决问题，让所有的事物朝好的方向发展。

**◆想吃甜食时可以吃干红枣**

红枣含有丰富的矿物质和膳食纤维，可以补血、稳定情绪。一般的干果看起来很健康，实际上含有大量砂糖。想吃甜食时可以选择干红枣。

# 从最难打扫的地方开始大扫除

## 戒掉小麦，用低糖、高蛋白的食物代替

本周是6月的第一周，心理和身体依然眷恋着春季，在浑浑噩噩、烦躁不堪的情绪中，气候慢慢向湿度大的夏季过渡。下雨的日子特别多，湿衣服很难晒干，总会因为潮湿的天气产生不快的感觉。在这样的环境中，也会感觉到强烈的不安、焦虑。

中医认为，进入湿度大的季节，脾的负担加重，很容易让人感觉不快、身体沉重。一旦天气变差，还会感觉头痛、头晕。这种不快将持续到9月。

本周食疗方案的重点是走出“戒断”的第一步，缓解脾虚。先从最常吃的小麦开始戒断吧。这个时期比起摄入必需的营养物质，戒掉多余的食物才能更高效地让心理和头脑保持清爽。这样一来，疲劳、没有干劲儿、头昏脑胀等症状就会慢慢得到缓解。

早起30分钟

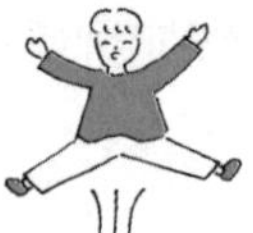

请尝试比平时早起30分钟。人们常说：“早起的鸟儿有虫吃。”早起30分钟，就可以在清晨更游刃有余，自由的时间也更多。不需要睡前为第二天做准备，自然也能睡得更早。

早起还可以刺激交感神经，提高注意力，让行动更有活力。

# 第1周

# 6/1 ~ 6/7

## ◆ 本周应该戒断的食物 ◆

### 小麦粉

在引起“心理炎症”的食物中，小麦粉算是平时最常吃的一种，面包、面条、比萨、麦片、咖喱等食物的原料都是小麦粉。应该优先戒断小麦粉。

小麦粉中含有一种名为“麸质”的成分。麸质会引发肠道黏膜炎症、增强食欲，具有成瘾性。食用小麦粉做成的食物时，血糖值急剧升高，容易让人心神不宁。

## ◆ 替代食物 ◆

### 大米、豆渣

如果经常以小麦粉为主食，可以用大米替代。养成习惯后，用糙米代替大米更健康。

用豆渣粉代替小麦粉也是不错的选择。豆渣粉还可以用来制作面包等烘焙点心、日式煎饼等。豆渣粉是低热量、低糖、高蛋白质、膳食纤维丰富的健康食品，能在带来满足感的同时充分补充营养。

### 重点

你可能会想：“戒断小麦粉，对爱吃面包的人来说太难了！”实际上，亚洲人一般不将面包当作主食。本月可以尝试用饭团代替面包。如果实在想吃面包，可以在周末放纵一下，或者吃用豆渣粉做的面包。习惯了主食吃米饭的话，下周请继续坚持。

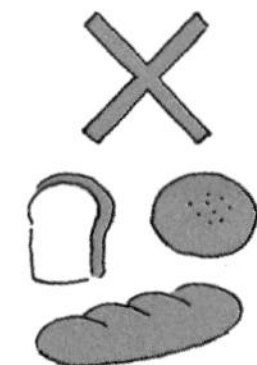

◆爱吃面包的人要注意

仔细看面包的成分表，就会发现通常有起酥油、人造黄油、人造奶油等反式脂肪酸。这些成分容易积聚在大脑等脂肪较多的部位，引发炎症，给心理带来负面影响。

# 减少饮食量，排解烦闷的心情，为心理“减肥”

## 戒掉诱人的高脂肪食品，将小鱼当零食吃吧

春天的气息彻底远去，开始进入梅雨季节，让人难以忽略闷热、发霉造成的心理不适。

梅雨初期，脾的负担较重，消化能力低下，容易缺乏蛋白质、B族维生素等心理健康必需的营养物质，烦闷的情绪会比平时更强烈。此时营养匮乏的心理迫切渴望通过高脂肪食品来快速获得能量，排解负面情绪。但这种行为会伤害脾和肠胃，使心理状态恶化。食欲是由下丘脑控制的，如果一味摄入高脂肪食品，就会给下丘脑带来负担，使其麻木，导致食欲越来越强。如果完全放纵自己的欲望，身体就会分泌令人产生满足感的多巴胺，长此以往，易发展为暴食症。

如果一日三餐只依赖长期养成的不良饮食习惯选择菜品，那么不管补充多少营养也无济于事。本周的食疗方案建议戒断容易上瘾的高脂肪食品。

哼歌

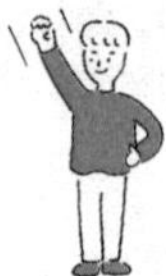

早晨洗漱时或泡澡的时候不妨哼首歌。哼歌时会分泌多巴胺，使副交感神经处于优势地位，调理自律神经，让身体得到放松。

# 第2周
# 6/8 ~ 6/14

## ◆ 本周应该戒断的食物 ◆

### 高脂肪食品

比萨、巧克力、薯片、冰激凌、油炸食品、汉堡、薯条等均属于高脂肪食品。

如果是对身体有益的食物，脂肪含量高一点儿也无妨，但上述食物几乎都是高热量且营养不均衡的食物，会引发炎症。因此，最好暂时戒断这类高脂肪食品。

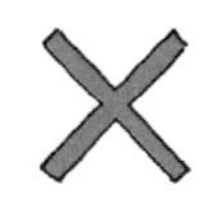

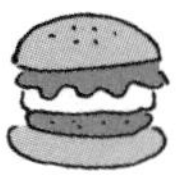

## ◆ 替代食物 ◆

### 小鱼

你是不是常常在外出的时候冲动地购买高脂肪食品？不妨购买一些小鱼吧，例如柳叶鱼、小银鱼、沙丁鱼，它们都含有丰富的心理健康所需的营养物质。小鱼不仅含有丰富的钙，还含有丰富的镁、铁、锌等矿物质，以及维生素D和蛋白质。小鱼中EPA、DHA等能抑制“心理炎症”的营养物质含量很高。此外，充分咀嚼小鱼可以刺激饱腹中枢。

### 重点

一旦开始吃高脂肪食品，往往会不加节制地吃到身体满足为止。如果吃了过多的高脂肪食品，不要有罪恶感，产生精神压力，可以搭配吃一些助消化的食物。慢慢减少高脂肪食品的比例，最终全部替换为小鱼，这样心理负担也会减轻。

◆小鱼的食用方法

沙丁鱼等小鱼一般盐分比较多，吃的时候最好先用热水浸泡，去除多余的盐分。

与含钾的蔬菜或海藻一同食用，可以防止过度摄入钠（盐分）。可以用小鱼、海藻和豆芽制作醋拌凉菜，不仅热量低，还能给人带来满足感。

# 比起需要借酒排解的忧愁，实现目标的喜悦更值得用心感受

## 戒断加剧心理疲劳的酒精，饮用有助于缓解焦虑的饮品

梅雨季节十分潮湿，脾较虚弱。夏至将至，闷热难耐，很多露天酒吧开始营业。即便没有喝酒的习惯，在这个特殊时期可能也会想喝杯啤酒。

本周处于季节交替的时期，肝虚弱，烦躁的情绪久久不散。如果想借酒宣泄愤懑的情绪，可能会给肝带来负担。

酒精会使多巴胺快速分泌，使心理产生满足的错觉。因此喝酒很容易上瘾，也很容易放纵。多巴胺原本是通过努力完成目标时分泌的激素，能带给内心满足和喜悦。不如从本周开始，停止用酒精来促进多巴胺分泌。

本周的食疗方案建议戒断给肝带来负担、让身体疲劳且令人上瘾的酒精。将酒精换成对肝功能有益、能够改善气血循环、缓解精神压力的饮品，排出身心堆积的毒素吧。

按压三阴交

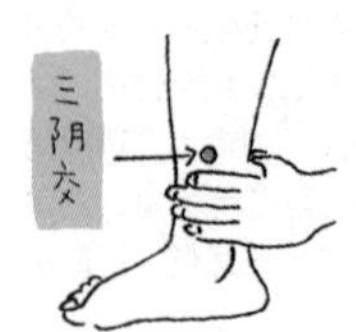


这个穴位是脾经、肾经、肝经三条经络的交叉点，因此被称为“三阴交”。它会影响脾、肾、肝的功能，改善浮肿、体寒、激素紊乱、血液循环不良、消化不良等症状。三阴交位于内侧脚踝往上四指处。如果感觉双脚冰凉或身体疲惫，可以试着按压三阴交周围的部位。

## 第3周

# 6/15 ~ 6/21

### ◆ 本周应该戒断的食物 ◆

#### 酒精

酒精会在代谢过程中转化为名为乙醛的有害物质，虽然乙醛会被排出体外，但如果没有充分处理，就会影响大脑，导致人处于醉酒的状态。

除了大脑，酒精还会影响肝和肠道，引发炎症。如果突然开始戒酒，身体往往会渴望同样能促进多巴胺分泌的甜食和面食，一定要注意。

#### 重点

如果应酬时不得不喝酒，最好提前定下1～2杯的量，同时喝下比酒多1倍的水。一般来说，饮水量应该与饮酒量相等，但最好根据不同的酒精度数，多喝一些水。

### ◆ 替代食物 ◆

#### 碳酸水兑柠檬汁

柑橘的香气具有改善气血循环、缓解压力的效果。

在柑橘类水果中，柠檬的维生素C含量数一数二。柠檬中的维生素C和柠檬酸对肝功能有益。

将柠檬汁加入碳酸水中，清凉爽快，与啤酒或烧酒的口感相似。

维生素C是一种特别容易被破坏的营养物质。最好在要喝的时候挤新鲜的柠檬汁。

◆除柠檬外，其他柑橘类水果也值得推荐

酸橙、葡萄柚、橙子、橘子等柑橘类水果都具有疏肝的功效，能改善气血循环，缓解压力，还能抑制血糖急剧升高。可以在家里常备柑橘类水果。

# 获得内心保持从容与发现幸福的能力

## 戒断无意间喝下的咖啡因

夏天的气息越来越浓，没有云的时候，人很容易受紫外线影响。能够出门露营的好天气渐渐离我们远去，炎热的日子越来越多。特别是对怕热的人来说，最近可能不想出门，在太阳下暴晒身体会变差，早上磨磨蹭蹭地不想起床。

这是因为在湿度大的天气脾虚弱，春夏之交心脏虚弱。因此，最近睡眠浅的人越来越多。睡眠浅或睡眠质量较差时，第二天早晨起床会特别困难，甚至影响一天的精神。

本周的食疗方案建议用矿物质丰富的饮品代替为驱散疲劳而饮用的咖啡。其实，不含咖啡因的饮品有很多。如果你对咖啡因没有特殊的喜好，不如趁此机会戒掉。

穿上护腿袜睡觉

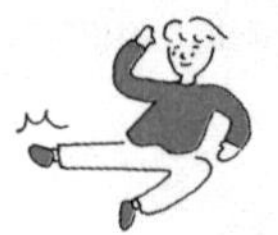

为脚腕保暖，能有效地降低半夜惊醒的概率。如果脚尖散热良好，身体的核心温度下降，有助于进入熟睡状态。

提升睡眠质量可以帮助神经递质保持平衡，安定心神。

# 第4周 6/22 ~ 6/28

## ◆ 本周应该戒断的食物 ◆

### 咖啡

咖啡具有成瘾性。咖啡摄入过多，可能会导致焦躁、神经过度敏感、兴奋、失眠、头痛等症状。

摄入适量的咖啡，可以提升注意力，消除疲劳，缓解头痛。但超过一定的量就会带来弊端。咖啡的合理摄入量因人而异，需要了解适合自己的量，避免过度摄入。

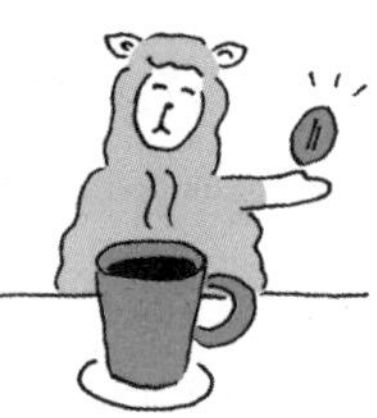

## ◆ 替代食物 ◆

### 路易波士茶

路易波士茶与红茶一样，是发酵茶，但不含咖啡因。

路易波士茶含有丰富的抗氧化多酚，以及钙、铁、硒等矿物质。此外，路易波士茶中的天冬酰胺可以抑制尿酸形成，有助于治疗痛风。

### 重点

想喝咖啡的时候，泡一杯路易波士茶吧。

如果无论如何都想喝咖啡，必须提前定好每日喝咖啡的量。如果不加以控制，可能会早晨喝一杯、犯困时喝一杯、午餐时喝一杯，过量摄入咖啡因，会给身体和心理带来负担。

◆写给外出时常喝咖啡的人

本周请尝试饮用花果茶，在咖啡厅按照心情选择饮品吧。

· 玫瑰果茶

口味偏酸，富含维生素C，具有抗氧化作用。

· 甘菊茶

口味甘甜，能够帮助消化、稳定情绪。

· 薄荷茶

香气清新，具有抗菌作用，能够缓解烦躁的情绪、缓和晕车等原因造成的胃部不适症状。

最后一周

# 6/29 ~ 6/30

## 回顾6月的身心

### 不要一时兴起，今后也请食用让人感觉幸福的食物

通过最近的学习，你一定已经对哪些食品让人成瘾有了一些了解。如果能做到不吃某种食物，今后请持续戒断。如果无法坚持，能认识到哪些食物是无用的，对身体健康也有益处。

下个月，梅雨季节即将结束，但湿度依然很大，温度依然很高，气候令人不适。加之许多人将空调的温度调得过低，身体会承受巨大的压力。

本月主要介绍应该戒断的食物，但也不要忘记摄入铁、蛋白质等营养物质，为身体和心理健康打好基础。

· 保养这个时期虚弱的肝、脾、心脏：小鱼、路易波士茶、玫瑰果茶、柠檬。

· 保养肠道：卷心菜、豆渣、海藻。

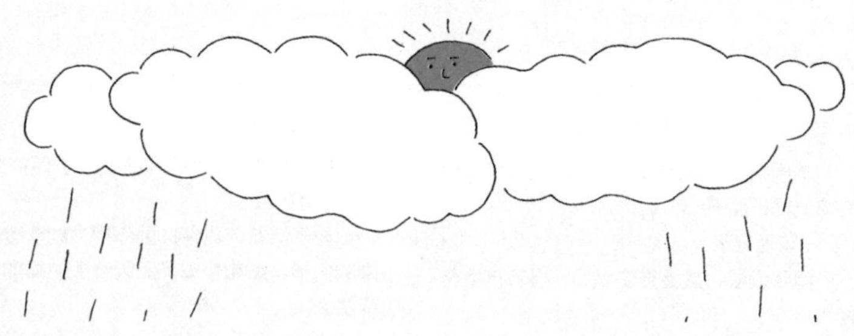

# 7月

## 夏
## （长夏）

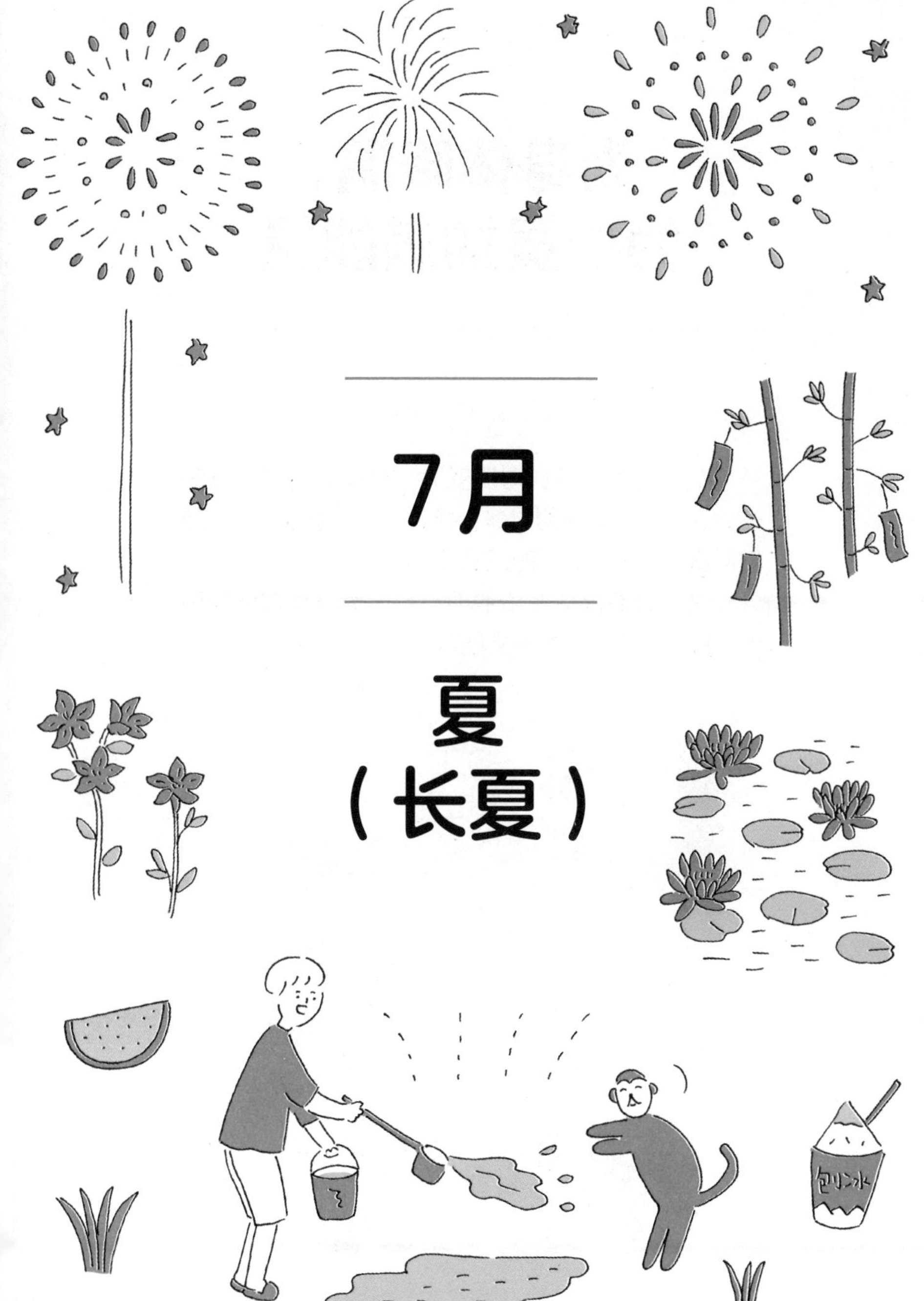

# 为身体降温，为心灵加满能量

## 让躁动不安的心镇静下来

本月温度升高、湿度变大，身体很容易积蓄热量。这时人容易思虑过多，感到不安，难以入睡。随着酷暑的来临，疲惫的感觉挥之不去。

这个时期保持健康的要点是在为身体降温的同时，摄入油类为身体补充能量，防止心理疲劳。

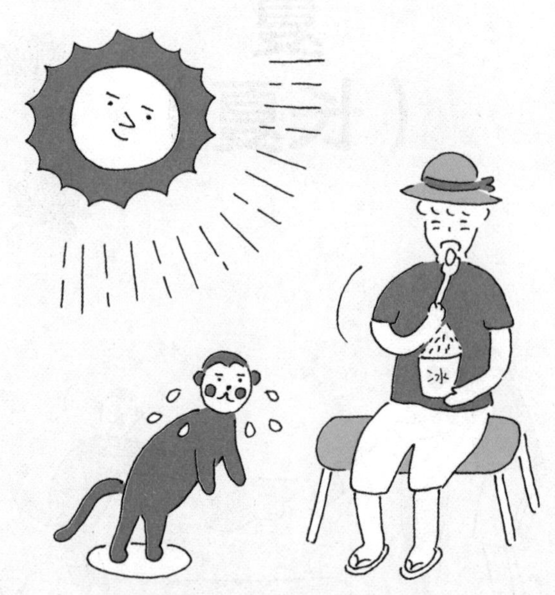

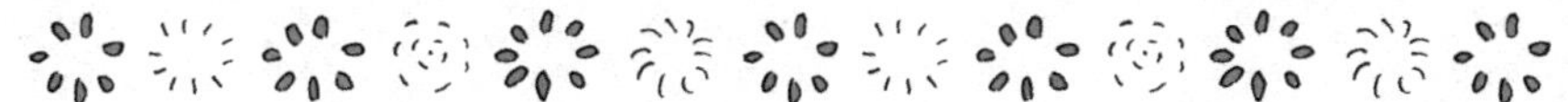

## 气温升高，湿度变大，体内积聚的热量是造成炎症、扰乱心神的原因

7月下旬，梅雨季节差不多到了尾声。但这段时间降雨仍然很频繁，潮湿的天气还将持续一段时间，很快又会进入更难耐的酷暑季节。

如果空气湿度过大，即便身体排汗，汗液也很难蒸发，导致身体无法自行调节体温，造成自律神经紊乱、肠胃功能低下、体内容易积聚热量。这种状态被中医称为“痰热内扰”。

肠胃功能不佳时，营养吸收率低，如果体内积攒了毒素和热量，非常容易出现躁动不安、难以入睡等各种问题。

而且，肠胃不佳时，不仅心理健康所需的营养物质不足，身体活动所需的能量也不足，容易浑身无力，没有干劲儿。

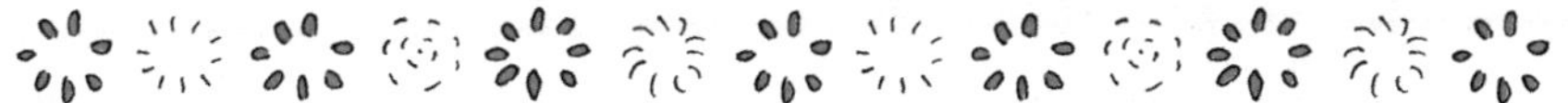

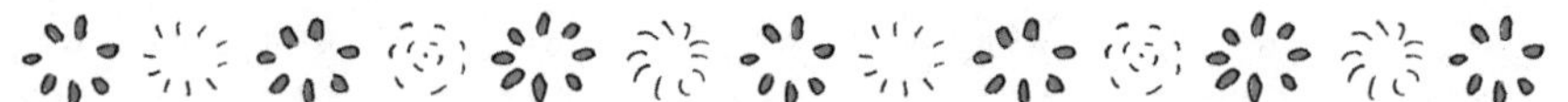

## 食用应季蔬菜，为身体降火祛热

我们常听说在梅雨时节食用应季食物比较好。这个时期成熟的蔬菜能够有效地去除体内的热量。其次，还要少喝冷饮，防止对肠胃造成伤害。

说到祛热，我们往往会联想到冰凉的食物，实际上这类食物会使肠胃受凉，反而给身体增加负担。

中医提倡利用食物的性质，在不伤害肠胃的基础上降火祛热。

帝王菜、秋葵、苦瓜、芹菜、番茄、黄瓜、茄子等蔬菜属于夏季的应季蔬菜，非常推荐在这个时期食用。

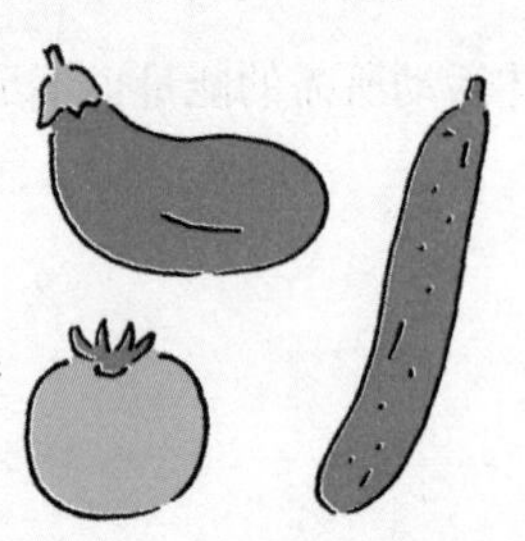

**◆想要促进肠胃蠕动，就要远离冷饮**

内脏的理想温度是37 ~ 38摄氏度。如果饮用冷饮，会影响内脏功能，使代谢功能变弱、免疫力降低。

你有没有在空调温度很低的房间里盖着毯子喝过冷饮呢？尽量避免这样做，平时也要注意自己喝的饮品温度是否合适。

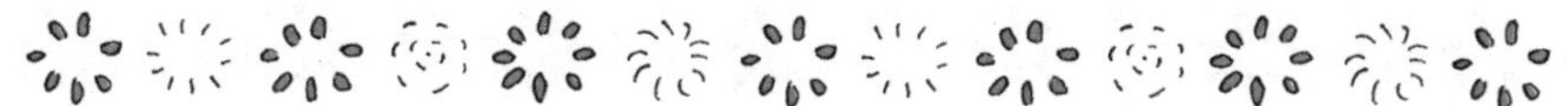



## 摄入中链脂肪酸，高效补充能量，抑制“心理炎症”

在这个容易食欲不振的时期，食用能高效补充能量的食物非常重要。

建议本月充分摄入中链脂肪酸，例如食用椰子油等。中链脂肪酸的分解速度很快，能在体内快速转化为能量。

“痰热内扰”是体内热量不散、引发炎症的状态。中链脂肪酸不仅能高效地转化为能量，还能保护身体免受细菌和病毒侵扰，起到抑制“痰热内扰”的作用。它能够清除念珠菌和幽门螺杆菌，抑制造成身体不适的炎症，使心理保持健康。

中链脂肪酸是有助于大脑能量供给的优秀营养物质，它可以转化成一种名为“酮体”的物质。酮体是除了葡萄糖外，唯一能为大脑供能的物质。

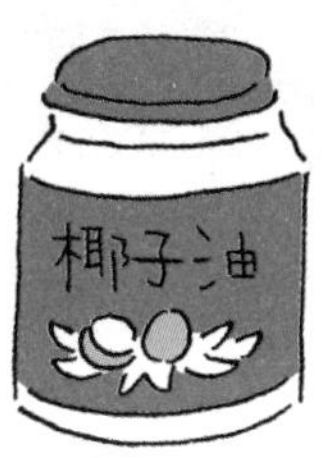


◆什么是酮体

大脑有两个能量来源，分别是糖质和酮体。即便没有摄入糖质，酮体也可以保护大脑。在糖质不足的情况下，中性脂肪和中链脂肪酸将形成酮体。

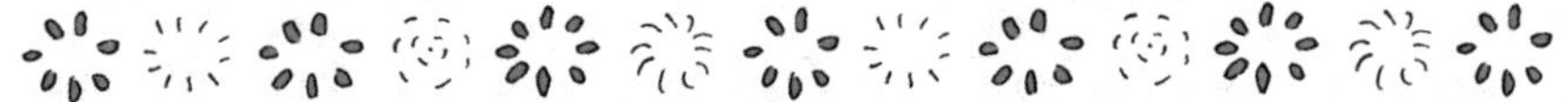

## 7月“急救站”

### 腌制泡菜

炎热的夏季，蔬菜容易腐坏，很多人在这个时期不能摄入足量的蔬菜。为了多吃蔬菜，可以将蔬菜浸泡在醋中，做成泡菜。加入薄荷、生姜或茴香，还可以帮助身体排汗。

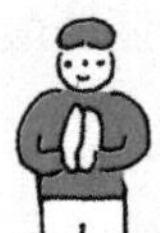

## 7月健康小知识

### 用精油缓解压力

人体的五感中，嗅觉是唯一能直达大脑的感觉。沁人心脾的香气可以影响控制情感的大脑边缘系统以及自律神经，缓解压力。香气最适合应对季节性的无来由的烦闷情绪。有些精油还有防霉、驱虫的作用。

准备5厘米左右长的纸，滴上几滴你喜欢的精油，用胶带贴在空调或风扇的出风口，让香气随风扩散到房间内，可以让人放松。

---

◆精油种类很多

常见的精油中，薰衣草精油、茶树精油、薄荷精油、柠檬精油等精油除了可以放松精神，还能除菌、驱虫。

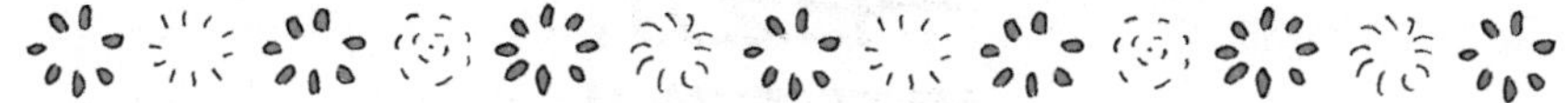

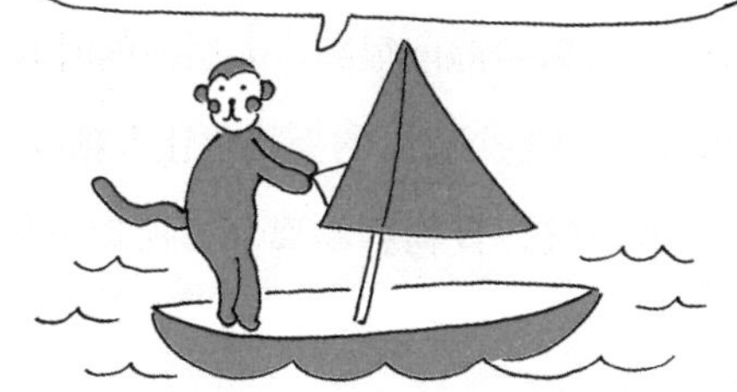


如果你能在晴朗的天空下舒适地享受闲暇时光，那你一定会爱上阳光明媚的夏天。

但实际的情况是，白天全身无力，不想动弹；晚上兴奋不已，难以入睡。

这种时候就需要正确地对待自己，用夏季的应季蔬菜为沸腾的情绪降温，摄入油类，为无力活动的身体“加油”。

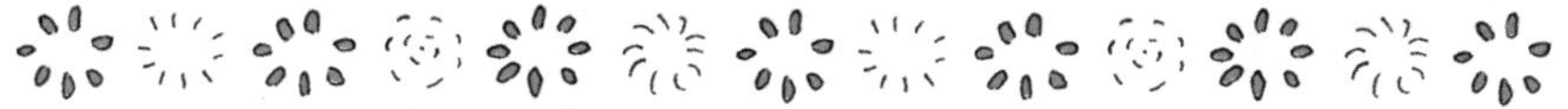

# 一扫乏力，提升干劲儿

## 摄入高效提升体力的油和改善乏力的食物

与6月一样，7月依然湿度很高。云层薄的时候阳光格外强烈。虽说早已厌倦雨天，但如今盛夏的炎热也让人难以招架。

在高温高湿的天气，食物容易腐坏，所以人们倾向于做能快速做好的菜肴。

中医认为，这个时期人体更容易感受到湿度高时易出现的脾虚和温度高时易出现的心虚症状。从上个月开始，脾就比较虚弱，加上肠胃长期受到伤害，功能不佳，本月更容易感觉全身乏力，注意力散漫，难以集中精神。

本周的食疗方案中最重要的一点是摄入椰子油，快速为身体补充能量，保证有足够的体力战胜气候带来的负面影响。

此外，四肢沉重、没有干劲儿也许是因为全身浮肿。因此，也需要食用能消肿的食物。

按揉小指上的穴位

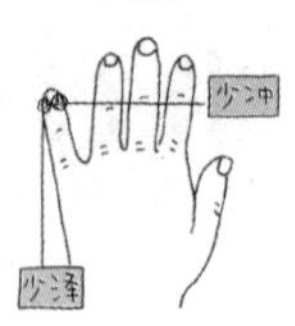


按揉小拇指顶端，刺激该部位的穴位。按揉小拇指上的少冲穴和少泽穴，对解决潮热、心悸、不安、紧张、肩膀酸痛、脖颈僵硬等症状非常有效。特别是按揉少冲穴，能有效放松精神、减轻烦躁感、集中注意力。

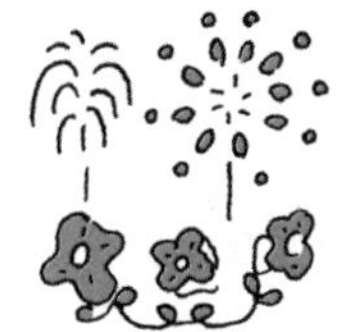

# 第1周 7/1 ~ 7/7

## ◆ 本周推荐食物 ◆

### 椰子油

可以在饮品中加一些椰子油（或MCT油）。一大勺椰子油的热量约为120千卡。

椰子油中的中链脂肪酸能高效为身体补充能量，早晨喝一杯能保证一上午元气满满。此外，它还具有强效的抗菌作用，能有效消灭念珠菌。

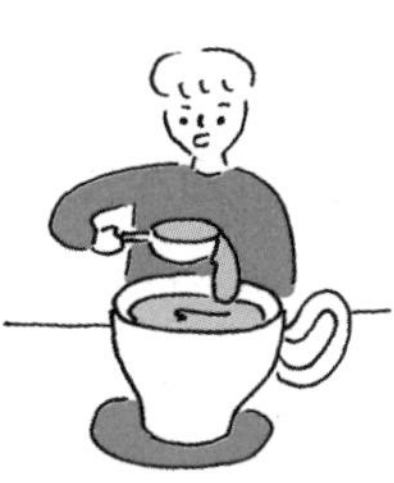

椰子油给人气味强烈的印象，实际上它与各式菜品都非常相配。

### 重点

椰子油是固体油，化开后可以用制冰模具重新凝固，放在冰箱里冷藏保存。如果条件允许，建议下周乃至整个7月坚持食用椰子油，会让情绪更加稳定。

## ◆ 适合搭配食用的食物 ◆

### 薏米茶

薏米又被称为薏仁，可以提高免疫力。

薏米最方便的食用方法就是泡茶喝。薏米茶能有效祛除梅雨季节积聚在体内的湿气，减轻乏力感和浮肿的症状。可以在薏米茶中加豆浆或椰子油，做成一杯香浓的薏米饮品。请根据自己的喜好尝试薏米的各种食用方法。

◆椰子油和MCT油

椰子油和MCT油是最有名的两种含中链脂肪酸的油。比较二者，可以发现MCT油更不易凝固，中链脂肪酸含量更高。椰子油中有一种名为“月桂酸”的成分，具有很强的抗菌效果。

# 让焦躁不安的内心
# 变为不因小事而动摇的内心

## 食用黏黏的蔬菜，由内而外强化心理健康

这段时期，心理和身体都开始感受到疲乏，脾虚弱，肠胃功能低下，食欲降低，全身无力，比平时更容易倦怠，甚至会抱怨自己工作能力差。此外，由于湿度大，汗液无法蒸发，导致热量积聚在体内，难以自行调节体温。在潮湿闷热的天气，手脚沉重，不想活动，内心也更容易焦躁不安，难以平静。

本周的食疗方案建议强化在高温高湿的气候中容易受伤的肠胃黏膜，也要补充心理健康所需的营养物质。本周适合延续上周食用椰子油的习惯，维持能量充沛的状态。吸收助消化的营养物质，就可以渐渐养成不受外界环境影响的体质。黏黏的食物可以保护肠胃黏膜，还可以祛火。可以将口感黏滑的蔬菜与富含心理健康所需营养物质的发酵食品搭配食用。

在闲暇时进行
波比跳吧

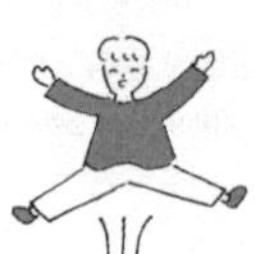

挺直身体站着，然后跳跃着下蹲，向后踢腿，呈俯卧撑的姿势，再恢复挺直身体站着的状态，就是一组波比跳。闲暇时可以将该动作重复做5次。如果身体能够承受，可以适当增加次数。波比跳可以让心跳速度变快，活动全身肌肉，刺激交感神经，让你找回干劲儿。

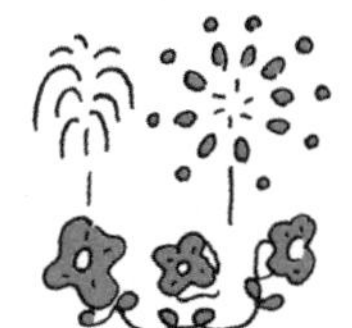

第2周

# 7/8 ~ 7/14

## ◆ 本周推荐食物 ◆

### 秋葵

秋葵含有果胶和黏蛋白等成分，能强化肠胃黏膜，调理肠道环境，还能为身体消暑降温。此外，秋葵含有B族维生素、维生素C、钾、铁、钙、镁等营养物质。

天气炎热的时候，蔬菜很容易腐坏。可以在秋葵上抹盐，冷冻保存，非常方便。

## ◆ 适合搭配食用的食物 ◆

### 纳豆

纳豆除了富含蛋白质，还含有许多营养物质。秋葵中的黏蛋白能够促进蛋白质吸收，与纳豆一同食用，可以让身体更好地吸收纳豆中的营养成分，还能调理肠道环境。推荐食用简单易做的秋葵纳豆沙拉。

### 最强黏滑沙拉

材料（1人份）

秋葵：1根
纳豆：1盒
海带干：1把
山药：2 ~ 3厘米
酱油：少许

做法

将秋葵切成适当大小，将山药研磨成泥。之后，将所有食材拌匀即可食用。

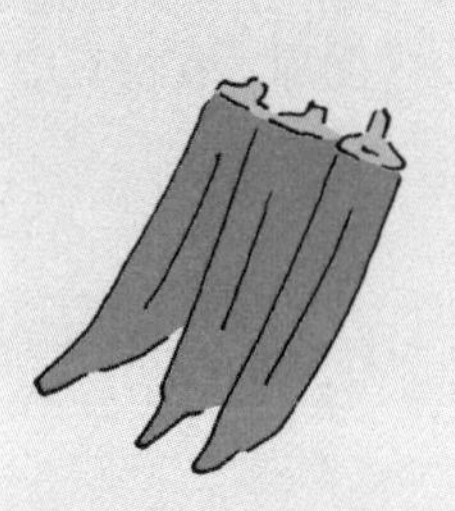

◆食用纳豆和其他发酵食品，为身体充能

纳豆与其他发酵食品一起食用，调理肠道的效果更好。建议在纳豆中加入切碎的米糠腌菜、泡菜等一起食用。

# 给因不安和失眠而升温的心降温

## 食用为身体降温的红色蔬菜和海鲜，消除夏日的心理疲劳

许多地区的梅雨季节已经结束。这个时期紫外线非常强烈，也许你会出现大脑空白、心悸、头痛、头晕目眩等症状。梅雨季节结束，逐渐进入盛夏，非常容易因体内积聚热量而中暑。

中医认为，天气炎热时，心脏虚弱，体内易积聚热量，容易感到不安，也常因兴奋导致睡眠质量不佳。另外，由于长期吹空调，会因受凉而出现自律神经紊乱、消化系统失调等症状。

本周的食疗方案建议食用能为身体消暑降温、使内心变得镇静的食物。特别是在突然升温的时候，会因炎热而不安、失眠，一定要注意食用这些食物。热量内聚时，空调温度过低易使身体受凉，在没有中暑的情况下最好食用温热的食物。

**频繁地照镜子**

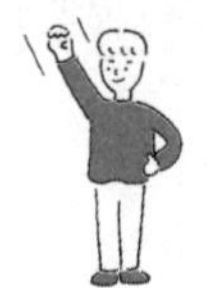

平时可以带一面镜子，经常看看镜子里的自己。特别是心情烦躁、低落或疲劳时，请多照镜子。

每次照镜子，我们都会下意识地表现好的一面，而且在面对镜子时往往不会长时间皱眉。所以多照镜子也可以自然地放松心情。

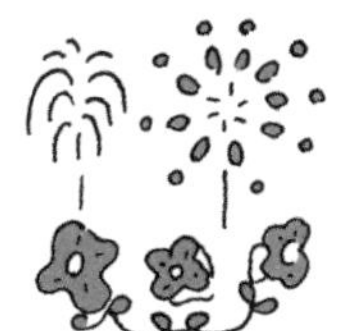

## 第3周

# 7/15 ~ 7/21

### ◆ 本周推荐食物 ◆

**番茄**

番茄是夏季必备的消暑食物。它含有具有抗氧化作用的维生素A、维生素C、维生素E、柠檬酸和苹果酸等成分，可以抑制胃黏膜的炎症。

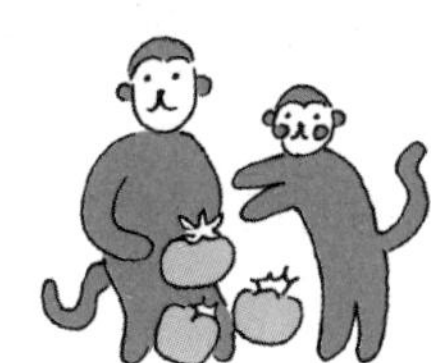

番茄可以直接冷冻保存。

### ◆ 适合搭配食用的食物 ◆

**海鲜**

这个时期最适合与夏季蔬菜搭配食用的就是青背鱼、贝类等海鲜。青背鱼中的鱼油能够促进血液循环，加快神经细胞修复。贝类富含矿物质，章鱼、鱿鱼等海鲜中的牛磺酸能够有效改善心理疲劳。

用罐装海鲜或冷冻油渍海鲜做菜会更轻松。

### 重点

法式蔬菜杂烩可以用番茄等多种夏季蔬菜来做，适合冷藏保存。加热食用对肠胃有好处，冷藏食用也十分美味，特别适合没有食欲或懒得做饭的时候吃。

可以在杂烩中加入章鱼、虾、贝类等海鲜，浇上少许椰子油，让懒散的心充满干劲儿。



**◆冷冻保存番茄**

冷冻番茄最好加热食用。冷冻番茄更容易形成鲜味成分——谷氨酸，因此冷冻番茄的味道更好。加热可以将番茄中的抗氧化成分番茄红素的吸收率增加3倍。

# 调整被闷热天气操纵的内心

## 夏季疲惫心灵的救星——“最强夏季蔬菜”，用最强食物强健肠胃，应对冷气

本周是7月最热的时候。湿度和温度都很高，再加上室内室外温差极大，自律神经很容易紊乱。此时身体疲乏无力，但大脑异常兴奋，可能会感到焦躁。在中医看来，这个时期脾虚和心虚的特征明显。脾虚弱时容易钻牛角尖；心脏虚弱时容易情绪高涨，感到焦躁、不安。

兴奋、烦闷、不安、焦躁等症状都是体热的表现。想要清热，最好的办法就是食用夏季蔬菜。除了清热，选择有益于肠胃的食物也很关键。

本周的食疗方案建议食用能消暑降温、强化肠胃黏膜的“最强夏季蔬菜”——帝王菜以及其他适宜的食物，帮助因空调温度太低等因素而紊乱的体温调节功能恢复正常，抑制“心理炎症”。一边调理自律神经，一边为心灵解暑吧！

进行大扫除

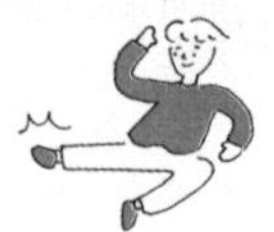

本周应该积极进行大扫除，清洁身边的污渍。保持周围的环境干净整洁，心情自然会很舒适。

大扫除也算一种低强度运动，有助于转换心情。

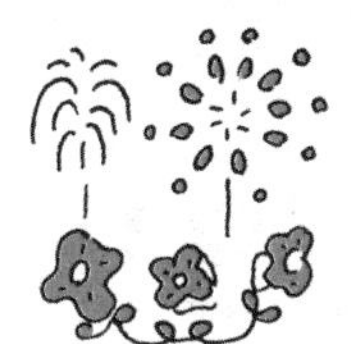

第4周

# 7/22 ~ 7/28

## ◆ 本周推荐食物 ◆

### 帝王菜

帝王菜黏滑的口感源自甘露聚糖和黏蛋白，这些成分能够强化肠胃黏膜，帮助消化。中医称之为“清热滋阴”，也就是滋润身体、降温去火。帝王菜含有B族维生素、维生素C、维生素E、钙、铁等营养物质，可以有效地应对夏乏和压力，起到消除疲劳、调理肠道环境等多种作用。此外，帝王菜中的β-胡萝卜素含量丰富，与橄榄油或亚麻籽油一同食用更好。

## ◆ 适合搭配食用的食物 ◆

### 生姜

生姜可以帮助人体恢复因空调温度太低而紊乱的体温调节功能，调理自律神经。

生姜含有姜酚，具有清热杀菌、扩张末梢血管的效果，能够去除体内的热量，调节体温。在空调温度较低的房间中受凉的时候，推荐食用生姜。

可以在凉拌帝王菜中加一些生姜和酱油调味。

### 重点

帝王菜是夏季的代表性蔬菜，具有很高的营养价值。但它非常容易腐坏，推荐冷冻保存。将帝王菜放入沸水中，焯30秒后盛出，擦干水，切成方便食用的大小，放入可以密封的保鲜袋中即可冷冻保存。帝王菜的做法多样，可以直接搭配豆腐食用，也可以做成腌制小菜、味噌汤，或与秋葵一起做成黏滑的沙拉。推荐多买一些冷冻保存，尝试不同的食用方法。

**◆加热的生姜可以改善体寒**

加热的生姜含有姜烯酚。这种成分可以改善血液循环，从深处温暖身体。冬季食用生姜时请记得加热。

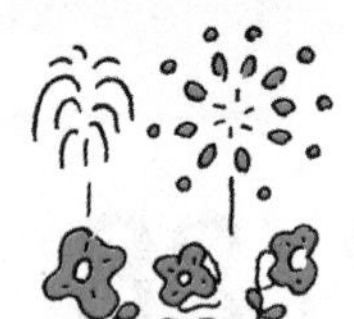

最后一周

# 7/29 ~ 7/31

## 回顾7月的身心

### 清除多余的热量，根据肠胃状况调整饮食

7月，潮湿的天气依然让人打不起精神，不得不忍受紧张、不安、失眠等多种症状的困扰。

这时应该根据肠胃状况调整饮食，防止肠胃功能紊乱，食欲不振。

如果冷饮喝多了，不妨改喝热茶。茉莉花茶、路易波士茶等都是能促进排毒、缓解压力、消除疲劳的好茶。这个时期请尽量避免食用影响消化功能的冰凉的食物。

· 保养这个时期容易虚弱的心与脾：番茄、生姜、海鲜、椰子油、薏米。

· 保养肠道：帝王菜、秋葵、山药、纳豆、海带。

· 对心理健康有害：冰激凌、刨冰等冷饮。

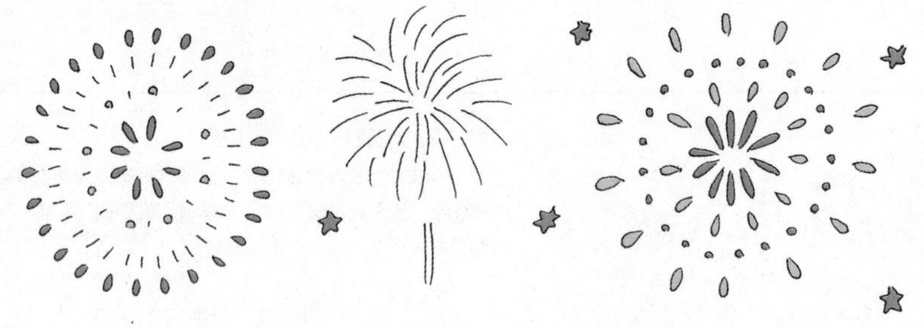

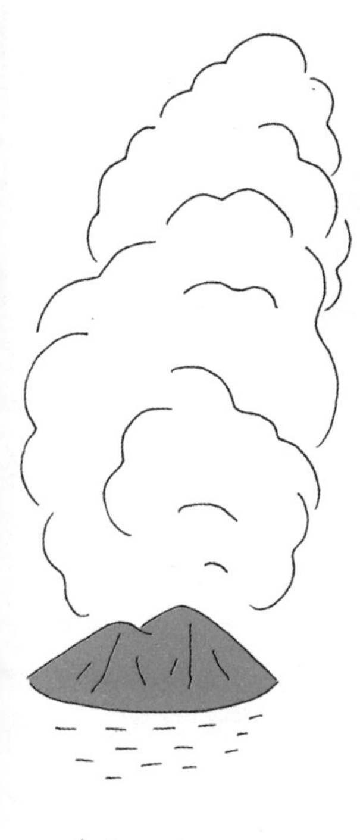

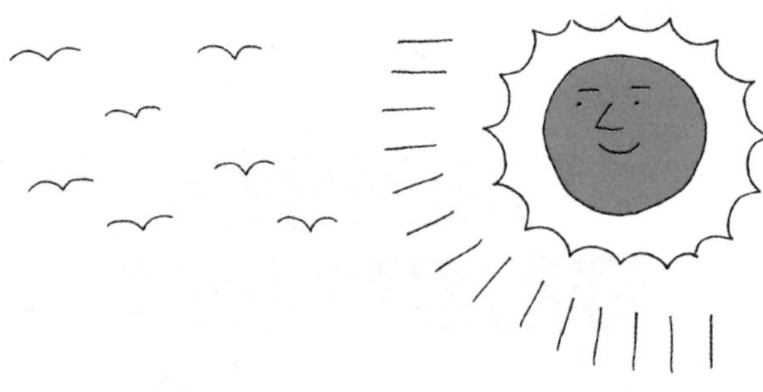

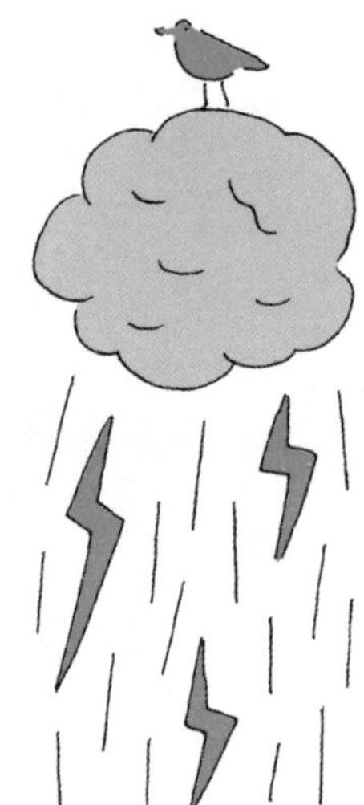

# 8月

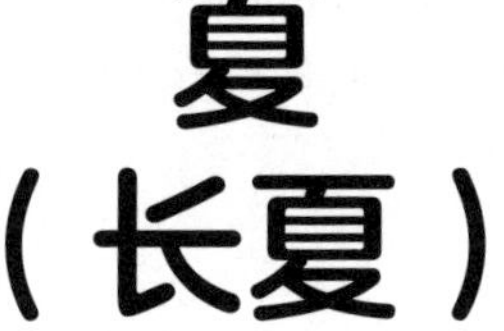

## 夏
## （长夏）

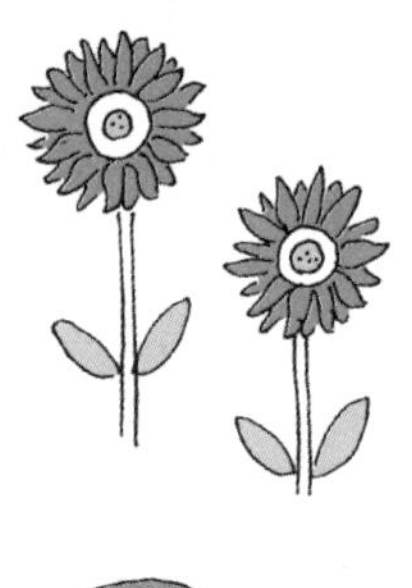

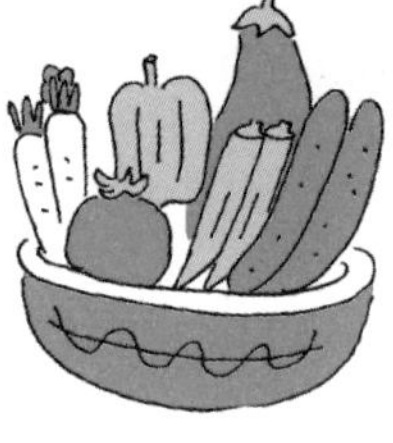

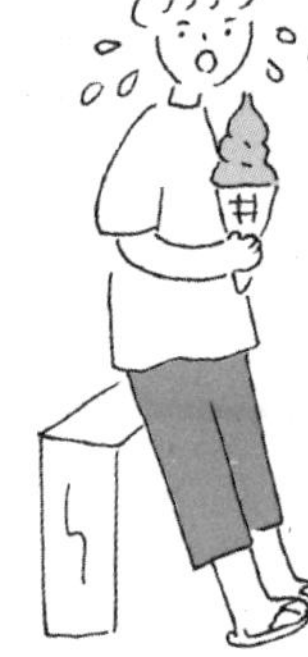

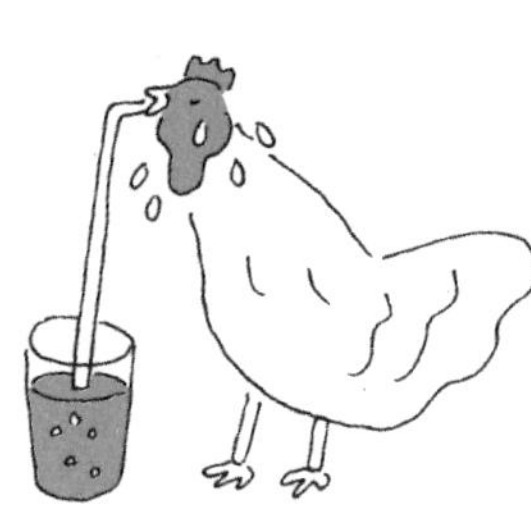

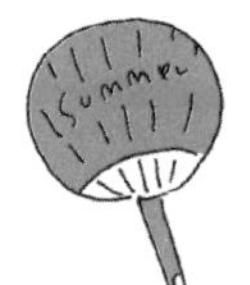


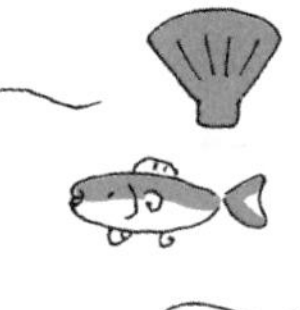

# 用油类保护心理健康，谨防强烈的紫外线让内心“生锈”

本月容易神经紧张、想太多、睡眠浅。强烈的紫外线让内心“生锈”，需要用油类缓解

紫外线、气压和气温变化、空调温度低等因素都会给人体带来伤害，使身心状态变差，夏乏症状加重。

本月请将日常食用的油换成含欧米伽 3 脂肪酸的油，优先食用鱼类，培养强大的内心。

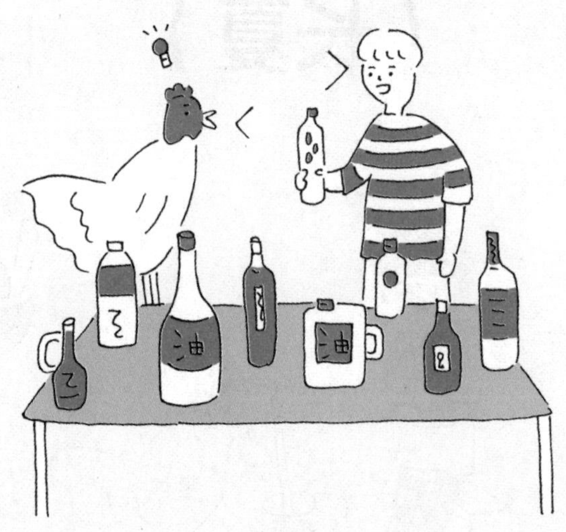

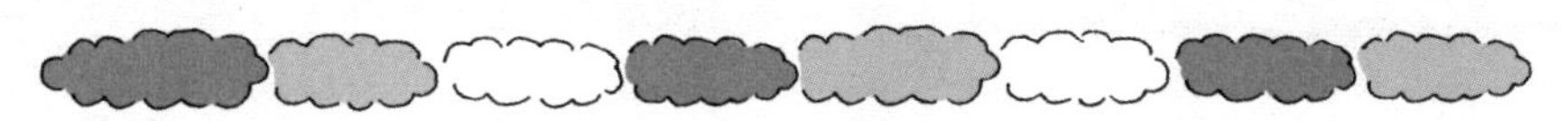



## 阳光、空调、倾盆大雨、台风等压力之源带来的活性氧，会给内脏造成负担

室外潮湿、炎热，紫外线强烈，很多人会选择在这个时期回老家、去看海或爬山。最重要的是预防中暑。此外，这段时期无论去哪里，空调温度可能都很低。如果长时间待在空调温度很低的空间，体寒的症状会进一步加重。如果睡眠时空调温度不合适，也不利于深度睡眠。

盂兰盆节过后，暴雨和台风增加，再加上气压变化，身体很容易因大量出汗而脱水。身体缺乏矿物质时，容易因一点儿小事就产生压力。自律神经紊乱使肠胃功能越来越差，因紫外线照射而产生的大量活性氧也会损伤细胞，导致身心俱疲。

7月末高温高湿的天气此时依然没有结束，心和脾非常容易虚弱。因脾虚而思虑过重和因心虚而焦虑难眠被称为“心脾两虚”。此时体内帮助心理和身体保持活力的营养物质也在减少。

夏季，人体为了对抗各种外部环境压力和炎症，皮质醇的分泌量增加，导致身体无法承受精神压力，环境发生微小的变化或者发生小事就会反复思量，难以入睡。

◆什么是活性氧

人体形成活性氧的目的是保护身体免受外敌入侵。紫外线是外敌之一，夏季紫外线强烈时，会产生大量活性氧。如果产生的活性氧过多，就会伤害正常的细胞。除了紫外线这种外因性的活性氧，气温、气压、湿度的变化带来的压力也会使自律神经紊乱，导致内因性活性氧增多。

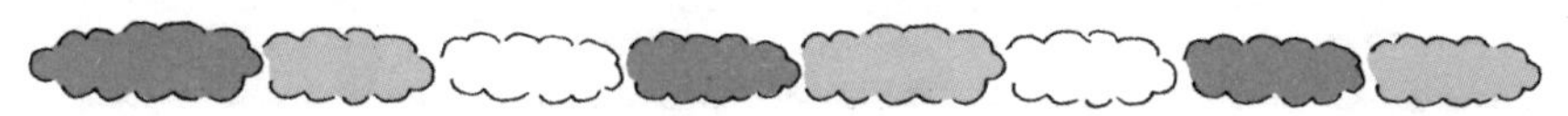

## 用欧米伽3脂肪酸强化活性氧的目标——细胞膜，抑制炎症

天气炎热的时候，人们往往只关注矿物质或水分是否不足，经常忘记关注油。

也许油给人留下的印象都是负面的，实际上油有很多种类。其中有一种是人体无法合成，必须从食物中摄取的油——含有必需脂肪酸欧米伽3脂肪酸和欧米伽6脂肪酸的油。

亚麻籽油和紫苏油都是富含欧米伽3脂肪酸的油。欧米伽3脂肪酸可以抑制身体的炎症，但欧米伽6脂肪酸会引发炎症。色拉油、红花籽油、玉米油等含有欧米伽6脂肪酸的油价格实惠、用途广泛。如果不特别注意，大多数人都会摄入过量的欧米伽6脂肪酸。

欧米伽3脂肪酸和欧米伽6脂肪酸的最佳摄入比例是1 ： 2 ~ 4。但大多数人的摄入比例都高达1 ： 10 ~ 40，摄入的欧米伽6脂肪酸严重过量。除了欧米伽6脂肪酸，过量的反式脂肪酸（多存在于人造黄油、起酥油、油炸食品等中）也让现代人变得易发炎、易

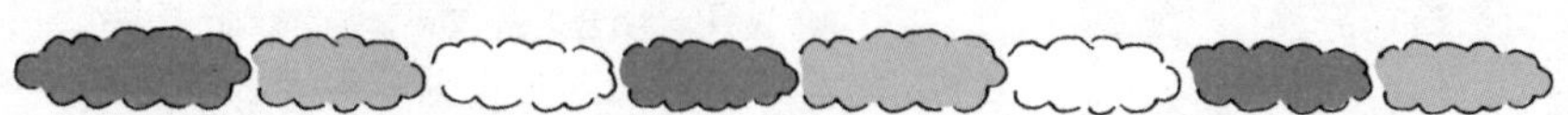

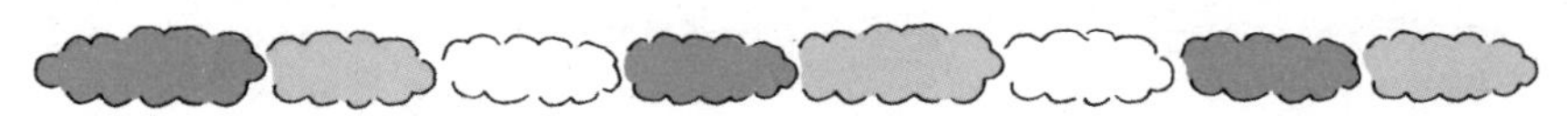



过敏。

在容易分泌活性氧的季节，特别是8月，只要减少摄入欧米伽6脂肪酸等容易引发炎症的食物，积极摄入能抑制炎症的欧米伽3脂肪酸，就可以改变炎症体质。因为活性氧的目标——细胞膜，是以欧米伽3脂肪酸为材料生成的。具体来说，欧米伽3脂肪酸是神经递质、红细胞、血管内皮细胞等细胞膜的材料，能够改善血液循环。

欧米伽3脂肪酸还可以影响记忆力和大脑的思考能力。压力大的时候可以摄入欧米伽3脂肪酸对抗活性氧，想象力和创造力不足的时候也可以有意识地多摄入欧米伽3脂肪酸。

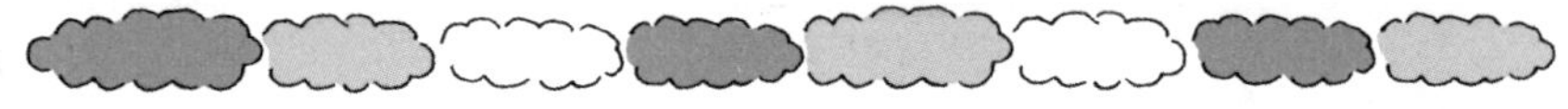

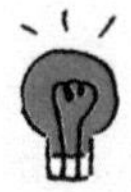

## 8月“急救站”

### 本月请多吃鱼

青背鱼含有欧米伽3脂肪酸，大部分肉类含有欧米伽6脂肪酸。本月在肉和鱼之间，请坚定地选择吃鱼吧。

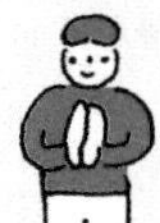

## 8月健康小知识

### 闲暇时请活动脚踝

虽然天气炎热，但你是不是依然双脚冰凉呢？身体的热量会随着血液扩散到全身，如果血液循环不畅，受重力的影响，离心脏较远的双脚就容易发凉。

有些人睡觉的时候感觉脚热，是因为睡觉时需要降低核心体温，因此末梢血管扩张，通过手脚来散热。如果血液循环不畅，热量积聚在脚部，就会感觉脚热。可能有很多人在炎热的夜晚会因双脚过热而难以入睡。

活动脚踝能同时解决白天双脚发冷和夜晚双脚发热的问题。如果有空，或者感觉双脚冰凉、浮肿，先活动一下脚踝吧。

◆双脚发热的原因

除了血液循环不畅，双脚发热的原因还有很多，例如缺乏B族维生素、自律神经紊乱等。想解决这个问题，除了活动脚踝，也要从饮食和生活习惯方面全面调理。

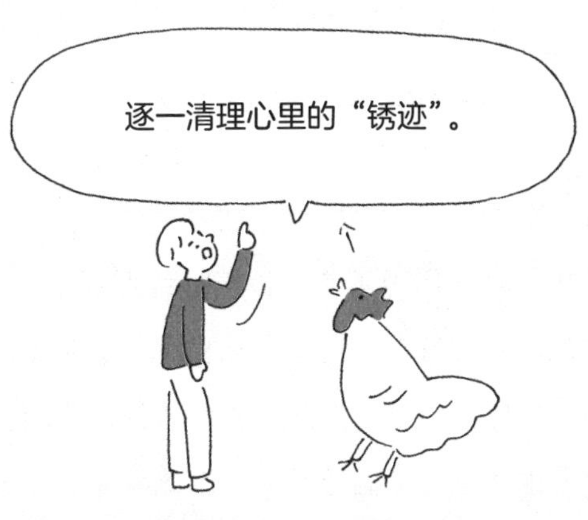


受气候影响，活性氧大量分泌，处于紧张状态的时期，让我们一起来思考如何一步步提高生活质量吧。

本月很容易因为小事提不起干劲儿，也很难保持情绪平和。如果将所有的负面情绪都归咎于身体疲劳而不做任何努力，对解决问题没有任何帮助。

让我们通过每天的饮食来修复细胞给心理和身体带来的伤害吧。

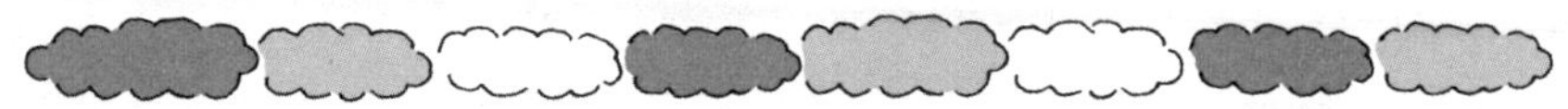

# 不拘泥于小事，养成大肚量

## 食用能放松精神的青背鱼和万能作料，补充气力

天气炎热，时常体力不支。被紫外线照射的时间过长的话，活性氧会增加。一直待在室内会怎么样呢？这时无论是家里、公司、商场还是餐厅，空调的温度通常都很低，我们会长时间身处低温环境。室内和室外的温差较大，因此身体需要努力适应环境变化。特别是晚上，如果空调温度过低，身体容易受凉；如果空调温度过高，晚上有可能会被热醒。

这种情况其实非常消耗气力。

中医认为，夏季和长夏这两个季节人都有心热、脾虚的症状，容易郁郁寡欢，思虑过度，导致睡眠质量不佳。

本周的食疗方案建议补充被酷暑消耗的气力，同时积极摄入能抑制炎症、修复损伤细胞的青背鱼及作料，对抗空调温度过低造成的体寒，改善因压力而恶化的气血循环。

脚踩高尔夫球

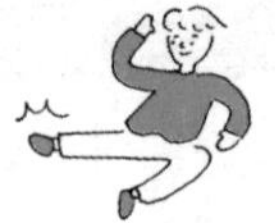

闲暇时可以用脚踩一踩高尔夫球。脚底有许多穴位，这样做可以刺激这些穴位，保养全身的器官，还能改善血液循环，缓解趾端发冷等症状。

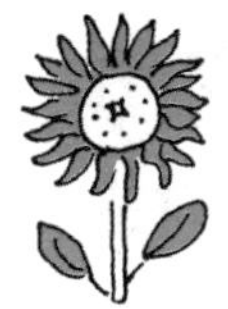

# 第1周
# 8/1 ~ 8/7

## ◆ 本周推荐食物 ◆

### 青背鱼

青背鱼能修复全身的细胞膜，抑制炎症。青背鱼有很多种类，例如青花鱼、竹荚鱼、沙丁鱼等。青背鱼含有丰富的欧米伽3脂肪酸以及维生素D等脂溶性营养物质，对记忆力和思考能力有好处。青背鱼的B族维生素、蛋白质、铁的含量也很丰富，能够为心理补充营养。肉类一般含有欧米伽6脂肪酸，所以在这个炎热的时期，鱼类比肉类更健康。

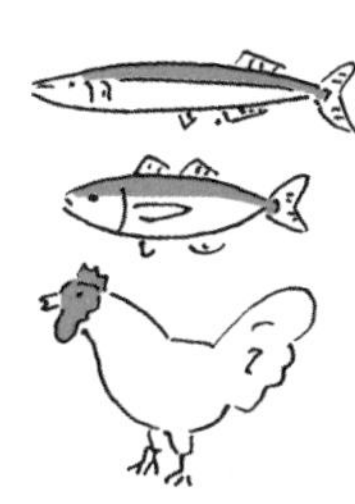

### 重点

青花鱼罐头口味多样，挑选喜爱的口味是一种别样的乐趣，也不容易吃腻。

可以将咖喱粉、青花鱼罐头、番茄和味噌做成咖喱酱，十分美味。

## ◆ 适合搭配食用的食物 ◆

### 咖喱粉

咖喱粉是由多种香辛料调制而成的，包括姜黄、孜然、肉豆蔻、茴香、辣椒粉、胡椒、生姜、肉桂等。咖喱粉具有抗炎、抗菌、抗氧化的作用。咖喱粉的成分肉豆蔻、姜黄等能够缓解压力、改善体寒。

◆咖喱粉比咖喱酱更健康

说到咖喱，很多人会选择方便的咖喱酱，实际上咖喱酱的脂肪含量很高，咖喱粉更健康。

# 让因盛夏的气候和温度变化而“生锈”的心灵恢复原样

## 为过度敏感的神经选择有镇静作用的食物

立秋已过，但暑气丝毫没有减退，炎热的天气仍在继续，有些人利用盂兰盆节假期回老家或出去旅行，生活节奏可能与平时有所不同。

强烈的紫外线造成的气候压力、外出带来的环境变化压力使我们的神经过度敏感。这或许是因为活性氧在伤害神经细胞。

压力大时肝容易积聚热量，让人感到烦躁。**夏季容易被不安、紧张等情绪影响的心比较虚弱，比平时更容易积聚热量。**

本周的食疗方案建议抑制多种原因造成的炎症，修复热量积聚、过度敏感的内心。

最适合这个时期的食物就是能让大脑镇定的油，以及富含B族维生素、具有强效抗氧化作用、能帮助人体造血、生成神经递质的鱼子。

尝试“猫式伸展”

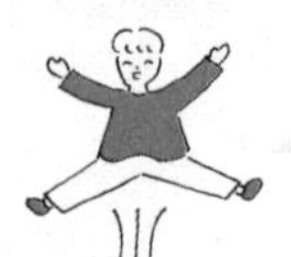

睡觉前和起床后尝试像猫一样伸展身体吧！

将双手撑在床上，一边缓缓地吐气，一边尽可能伸展后背。这个动作可以拉伸肩关节和腰部，让氧气运送至全身，缓解肩胛骨周围的僵硬感，改善肩膀和脖颈酸痛。

# 第2周
# 8/8 ~ 8/14



## ◆ 本周推荐食物 ◆

### 亚麻籽油、紫苏油

这两种油富含欧米伽3脂肪酸，能保护身体远离活性氧的伤害。

但它们加热后会氧化，因此建议直接浇在菜上。

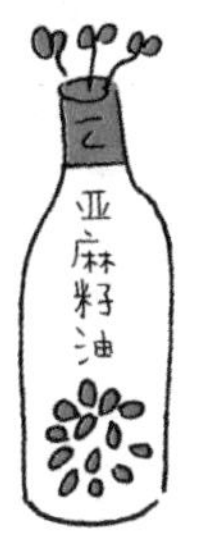


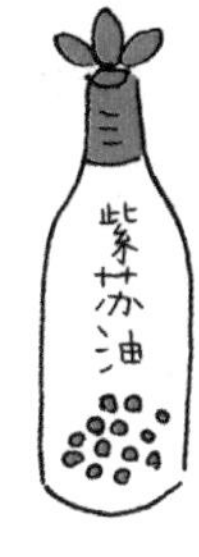


### 重点

如果你觉得制作酱汁太麻烦或者太难，不妨尝试简单的做法。只要往亚麻籽油中加入适量盐和柠檬汁，就能做成一份美味的酱汁。不需要过多思考，无论哪种菜品都可以使用。

## ◆ 适合搭配食用的食物 ◆

### 鱼子

鱼子富含能够去除活性氧的维生素E、蛋白质、维生素A、B族维生素、维生素D、锌等营养物质。特别是鳕鱼子，含有稳定情绪必需的营养物质——烟酸。加入亚麻籽油或紫苏油，鱼子更容易搅拌。特别推荐鳕鱼子魔芋丝沙拉、山药莲藕凉拌鳕鱼子牛蒡、鳕鱼子胡萝卜卷等菜肴。

◆注意冷饮

夏天吃冰激凌、刨冰的机会很多。这些几乎都是由糖质构成的冰凉的食物，会使内脏受凉。如果身体状况比较好，偶尔食用这些食物没有大碍，但要尽量避免持续食用。如果肠胃功能原本就比较弱，最好不要食用这些食物。请记住，身体状况和饮食紧密相关。

# 调理疲劳的肠胃和心理，战胜突如其来的疲劳感

## 食用能有效改善夏乏的坚果和抗氧化、助消化的食物，提高干劲儿

最近炎热的气温偶有下降。高温高湿的天气仍在继续，有时候还能感受到台风带来的气压变化。

这个时期需要特别注意的是吹空调着凉的问题，以及冰冷的食物给消化系统带来的负担。肠胃蠕动变慢或者胀气都有可能在体内积攒毒素，引发炎症，使身体无法吸收必要的营养物质。这种状态在中医中被称为“脾虚”。8月处于“阳”时期，本应是适合社交活动的时期，但受湿气影响，导致脾虚，容易出现消化系统失调、情绪低沉、提不起干劲儿等症状。

因此，有时我们明明为周末计划了很多活动，但身体无法动弹，最后在床上度过一天；或者从早上开始就提不起干劲儿，无法面对各种事物，很容易浪费时间。

本周的食疗方案建议食用富含欧米伽3脂肪酸的坚果，减轻夏季气候给身体带来的压力。同时积极食用具有抗氧化作用、能强化肠胃的食物。

吹气球

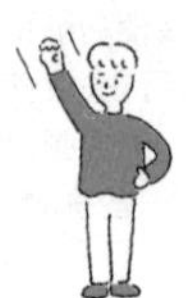

试着吹气球吧，最好保持一天两次的频率。吹气球时自然会采用腹式呼吸法，也能够活动口腔周围的肌肉，促进唾液分泌。如果唾液由于压力原因而减少分泌，很容易出现口臭、牙周病、龋齿、消化不良等问题。

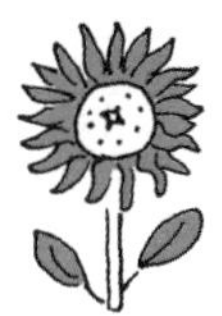

## 第3周

# 8/15 ~ 8/21



### ◆ 本周推荐食物 ◆

**核桃**

想吃零食的时候，可以吃核桃。核桃的欧米伽3脂肪酸含量很高，抗氧化效果数一数二，还可以抑制扰乱心神的炎症。

一把核桃中的多酚含量比一杯红酒还要丰富。

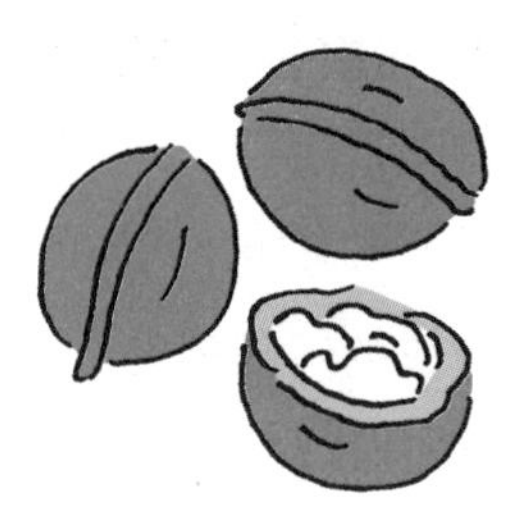

**重点**

核桃很容易买到，可以在买东西的时候顺手买一袋核桃，养成吃核桃的习惯。

### ◆ 适合搭配食用的食物 ◆

**胡萝卜**

胡萝卜含有丰富的胡萝卜素，可以修复肠胃黏膜，去除多余的活性氧。胡萝卜中的维生素A是脂溶性维生素，用油烹制吸收率更高。

可以在炒胡萝卜丝中加一些核桃碎。

**◆核桃对预防阿尔茨海默病有帮助**

多吃核桃有助于改善衰老带来的认知障碍和运动障碍，对预防阿尔茨海默病有一定的帮助。

**◆印加果籽油**

印加果含有大量的印加果籽油，这种油的维生素E含量很高，加热后不易氧化。

# 改善气血循环，自然恢复好心情

## 食用健康的种子类食物和抗氧化、能改善血液循环的食物，解决无缘无故的郁郁寡欢

最近台风和暴雨天气增加，气压的变化会影响身体状态。这段时期，除了炎热造成的睡眠不足、体寒造成的肠胃不适以外，气压变化还会造成头痛、焦躁等症状。

如果原本就有肠胃和耳鼻喉方面的问题，血液循环和水分代谢不佳，很容易出现浮肿，更容易受气压变化影响。

本周食疗方案的目标是改善血液循环，抑制炎症。在气压大幅变化之前做好准备，食用能调理肠胃的食物，消除因夏季的紫外线而产生的氧化压力。

活动肩胛骨

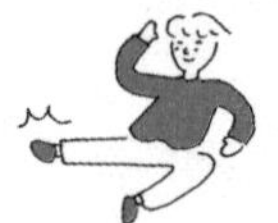

如果长时间保持驼背的姿势，肩胛骨周围的肌肉会非常僵硬，血液循环不畅，呼吸也会变浅。严重的时候会导致肩膀酸痛、全身乏力。

此时需要充分地活动肩胛骨。可以抓住毛巾两端，双手举过头顶，弯曲手肘继续伸展，以肩胛骨的中心为轴，向内夹紧手臂。

# 第4周

# 8/22 ~ 8/28

## ◆本周推荐食物◆

### 奇亚籽

奇亚籽富含欧米伽3脂肪酸，能够抑制炎症。不仅如此，它还含有身体必需的氨基酸、膳食纤维、B族维生素、矿物质，营养价值非常高。

10克奇亚籽中大约含有2克欧米伽3脂肪酸，与人体每日所需的欧米伽3脂肪酸食用量相当。

奇亚籽形如芝麻，可以直接撒在沙拉上吃，也可以在水中泡开，当作酱汁或甜点食用。

一般情况下，你可能不会购买奇亚籽，但它的确是摄入欧米伽3脂肪酸的好帮手。一袋奇亚籽的量非常大，可以买来储存在家里，当作芝麻食用。

## ◆适合搭配食用的食物◆

### 牛油果

牛油果的抗氧化作用很强，还可以改善血液循环。它的膳食纤维含量非常丰富，一个牛油果的膳食纤维含量相当于一根牛蒡。搭配味噌、纳豆等发酵食品食用，可以调理肠道。

但它的脂质含量很高，热量也很高，每天的食用量要控制在一个以内。

推荐用牛油果蘸味噌吃，或用奇亚籽和味噌为酱料制作牛油果沙拉。

### 牛油果蘸味噌

材料

牛油果：1个
味噌：2 ~ 3大勺
酒或甜料酒：少许

做法

1. 将牛油果切片。
2. 在牛油果上涂抹味噌，放入冰箱冷藏1小时以上。如果味噌难以抹匀，可以加入适量的酒或甜料酒。

也可以在牛油果蘸味噌上撒少许奇亚籽，或者将牛油果蘸味噌拌入蔬菜沙拉，还可以将牛油果蘸味噌做成味噌汤。

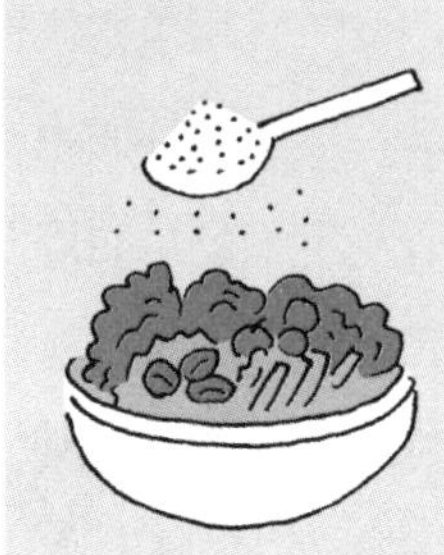

◆牛油果的营养

牛油果中的脂质80%都是不饱和脂肪酸。牛油果中欧米伽9脂肪酸和脂溶性维生素——维生素E、胡萝卜素的含量尤其丰富，能够促进血液循环，保持细胞膜健康。此外，牛油果中的B族维生素、维生素C以及钾、锌、铁等矿物质的含量也十分丰富。

最后一周

# 8/29 ~ 8/31

## 回顾8月的身心

### 养成摄入欧米伽3脂肪酸的习惯，激活心灵与大脑

青背鱼、核桃这类食物能减轻盛夏带给身体的伤害，它们含有的欧米伽3脂肪酸能够补充体力。此外，自古以来就有“吃核桃和鱼能让人变聪明”这种说法，可以说它们能影响大脑的活动和精神状态。

我们要尽量食用高质量的油，给大脑带来积极的影响。话虽如此，要准备一桌富含欧米伽3脂肪酸的菜并不容易。

只要记住以下几点，就能自然而然地养成好习惯。

· 用鱼类代替肉类。

· 凉拌时用核桃油、奇亚籽油代替芝麻油。

· 炒菜时用亚麻籽油、紫苏油代替色拉油。

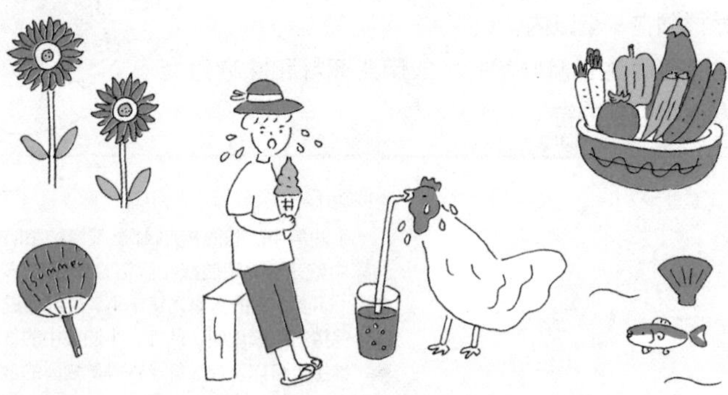

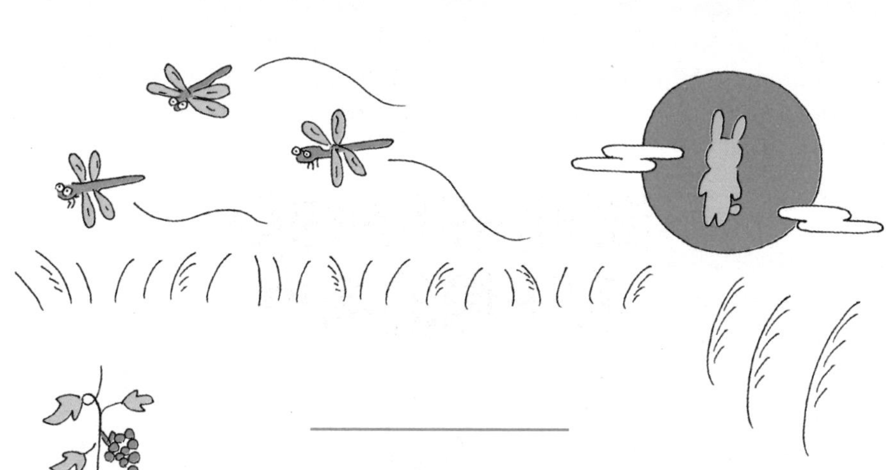

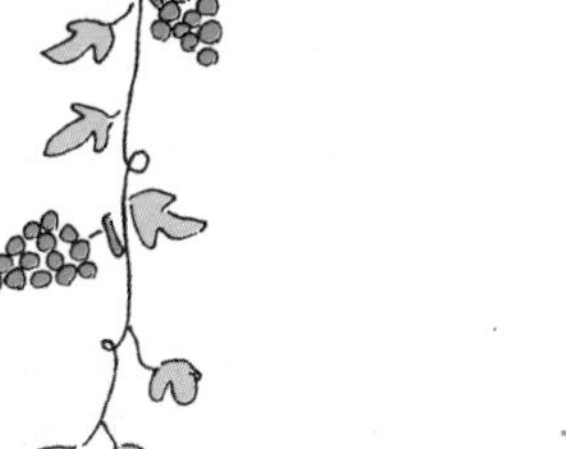

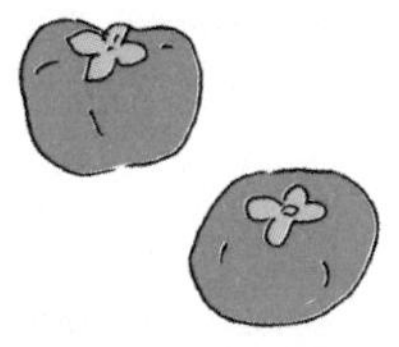

# 9月

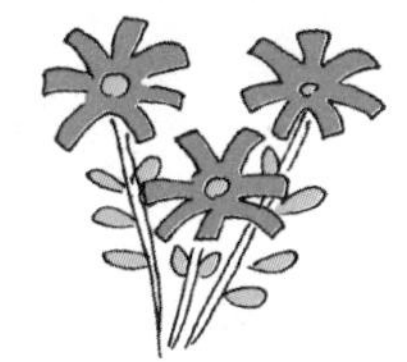

## 夏秋之交（长夏）

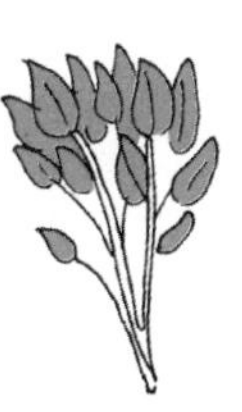

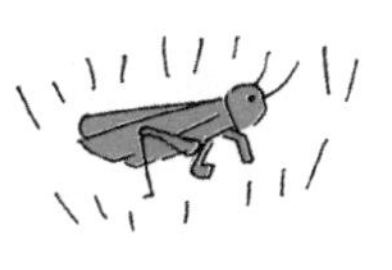

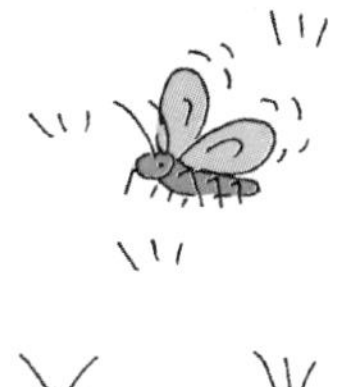

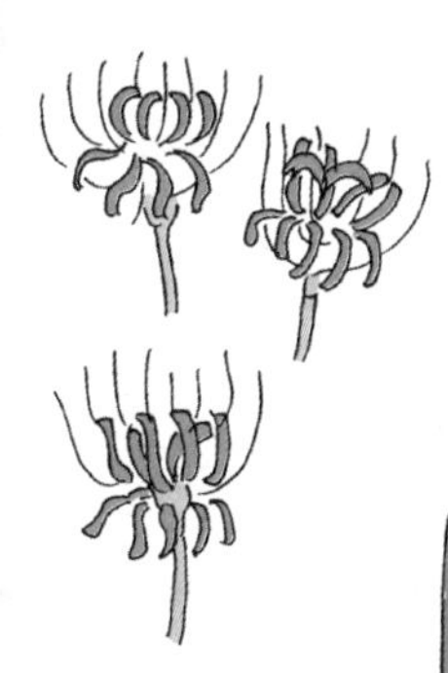

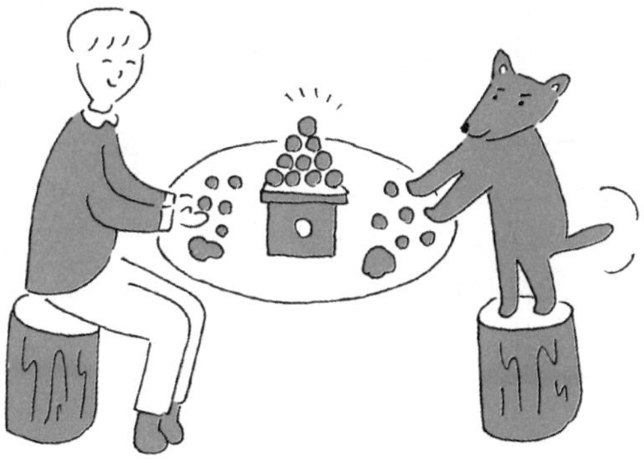

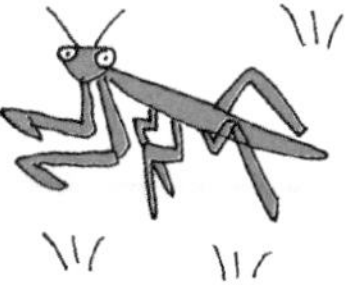

# 滋润焦躁的内心和干燥的肠道

季节变换，需要好好保养
被称为“第二大脑”的肠道

随着季节变换，行动力逐渐下降，本月非常容易感到寂寞。

这时最需要做的是摄取充足的水分，食用滋润肠道和内心的食物。

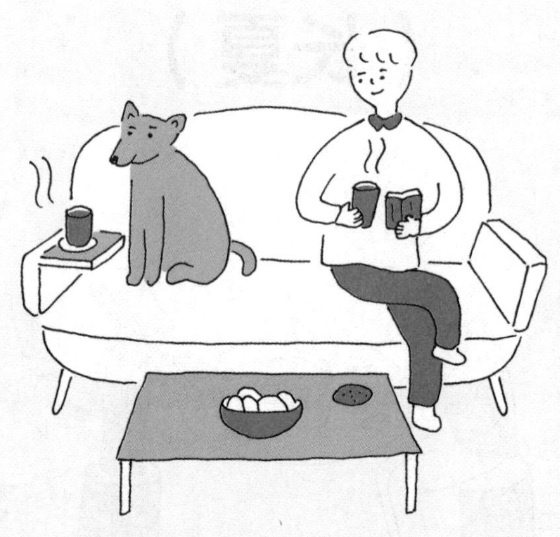

## 肠道的状态会影响大脑

9月开始进入秋季，日出和日落的时间慢慢向冬季靠近。

虽然酷热的天气有所好转，但气压的变化非常频繁。

中医认为，9月是湿度大的夏天与秋天的过渡时期，脾、心、肺三种器官都非常虚弱，容易因脾虚而多虑、因心虚而不安、因肺虚而悲观。与肺连动的大肠功能也不佳，人更容易感到悲伤。

实际上，控制情感的激素大多存在于肠道中，那就是血清素。血清素的原料是B族维生素，它是心理健康不可或缺的营养物质，且易受肠道环境的影响。这些激素使大脑和肠道紧密联系。如果肠道环境恶化，出现便秘等症状，导致肠道内激素不足，就会影响大脑，引发各种心理问题。

因此，9月必须重视便秘这个问题。

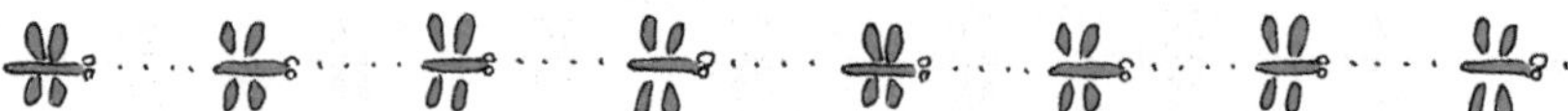

## 全身干燥时更容易便秘，易导致心理所需的营养物质不足

如果你经常在夏天将空调的温度调低，使身体受凉，新陈代谢的速度下降，会更容易便秘。9月，需要特别注意摄入水分的量。这个时期不止肠道，全身也非常容易干燥，易出现“阴虚燥结”症状。

实际上，最近天气比夏天凉爽了许多，你是不是在不知不觉间，减少了补充水分的次数呢？

在肠道环境恶化的情况下，身体很难吸收B族维生素，无法形成充足的激素，行动的积极性随之降低，悲伤的情绪自然挥之不去。

线粒体能够通过B族维生素和矿物质生产供全身活动的能量。如果线粒体的能量得不到供给，就会出现行动力下降、疲乏无力的感受。

因此，9月最优先的保健目标就是保养肠道。保证摄入足够水分的同时，请积极摄取滋润肠道和内心的食物。

首先要做的是少吃冷饮，避免给肠道带来伤害。其次，养成喝白开水的习惯，为身体直接补充水分。最后，充分摄入有助于调理肠道环境的膳食纤维（多吃裙带菜、白萝卜干、海带、卷心菜、牛蒡等）。保持肠道清洁，就能保持积极进取的心态。

## 9月“急救站”

**养成早晨吃一根热香蕉的习惯**
**为肠道和内心补充营养**

只要用微波炉、烤箱或平底锅将香蕉连皮加热至绵软即可。香蕉中的糖质主要是可以直接被转化成能量的单糖，能保证整个上午能量十足。

加热后，香蕉中的低聚果糖增加，甜度也会上升，可以带来满足感，改善肠道环境。香蕉皮所含的钾会因为加热而融入果肉中，因此连皮加热是关键。

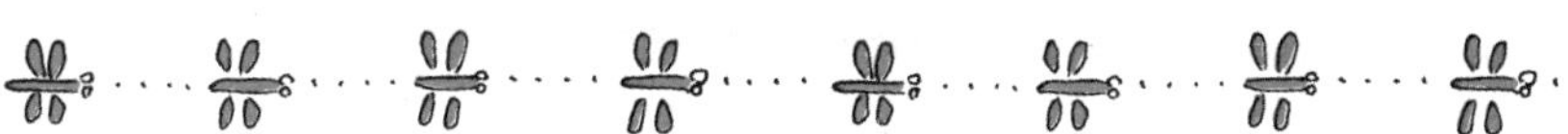

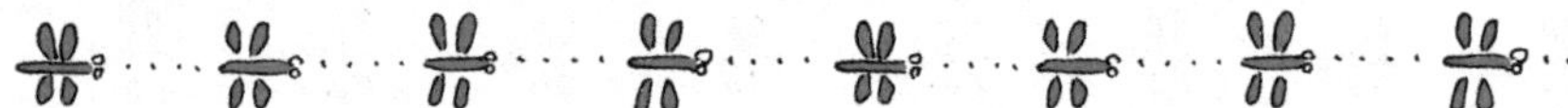

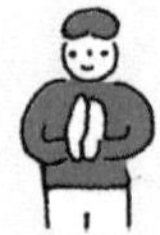

## 9月健康小知识

### 泡个甘油浴，温暖又轻松

天气变得干燥，指尖、手肘、脚跟、头发非常容易干燥，皮肤容易瘙痒。很多人都是在出现发痒症状后才采取对策，例如涂药或去医院，实际上应该提前做好准备。

泡澡能充分温暖身体，使副交感神经处于优势地位，进而缓解精神压力，因此每天泡澡非常重要。泡澡也可以为皮肤保湿，只要在泡澡水中加入一些甘油即可。

如果你自制过爽肤水，也许会了解甘油。甘油非常滋润，被广泛应用在多种医药品、食品、化妆品中，很容易买到。

加入洗澡水中的甘油量可以根据当天的干燥程度来调整。使用甘油可以减少静电，只要在日常使用的物品中加入少许甘油，例如护发素、沐浴露、漱口水，就可以改善干燥。这个季节非常适合在家里常备甘油。

---

**◆香蕉可不简单**

香蕉含有丰富的色氨酸、维生素$B_1$、维生素$B_2$、维生素$B_3$、维生素$B_6$，这些都是保持心理健康需要的营养物质，能够促进糖质、脂质、蛋白质代谢，使身体高效产生能量。除此之外，还含有膳食纤维、维生素C、维生素E、叶酸，以及钾、镁、铜、钼等矿物质。

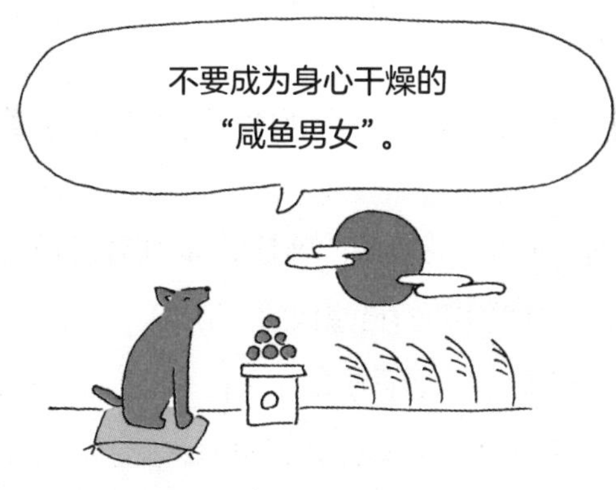


夏季的疲劳还未消除，转眼就到了干燥的秋季。这时人很容易成为怕麻烦的“咸鱼男女”。天气凉爽意味着夏季已然过去，人难免感到空虚，不知道接下来的目标是什么，不安的情绪难以得到安抚。

其实，秋季气候舒适，非常适合积极地读书、旅行、享受爱好。

请清理肠道，搬走“夏乏”这块绊脚石，保持积极主动的情绪。

◆**在公共交通工具上尽量站着**

在公交车、地铁等公共交通工具上尽量站着，双脚张开，均衡地承受身体的重力，感受腹肌发力，集中注意力呼吸。

在脑力工作的间隙养成站起来活动的习惯，多进行深呼吸。这样可以让氧气被运送至全身，改善便秘，提高代谢。

# 重新审视夏末疲劳的肠道，让内心和头脑更加清爽

## 选择氨基酸评分高的食物来调理肠道

这段时期，负责消化吸收的脾较虚弱，肠胃和头脑都不清爽，因此体力不济，难以实现自己想做的事情。

秋雨前线到来时，气压与梅雨季节不相上下。如果在梅雨季节感到不适，这段时间可能会有相同的感受。再加上台风频繁，湿度和气压变化非常强烈，心神不宁的程度也许会比梅雨季节更严重。中医认为，比起梅雨季节，9月的天气对肠道造成的压力更大。

本周的食疗方案建议摄入能滋润肠道的水溶性膳食纤维，强化肠胃。同时要摄入富含心理健康所需营养物质的鸡蛋，缓解夏乏症状，让内心重新恢复活力。

抱膝滚背

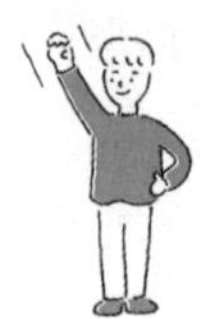

躺在床上，仰面向上，双手抱住屈起的双腿，尽量贴近胸口。身体蜷起，将额头贴在膝盖上。保持这个姿势，一边深呼吸，一边前后摇晃约1分钟。这个动作可以促进腹部的血液循环、改善腹胀、调理肠道。

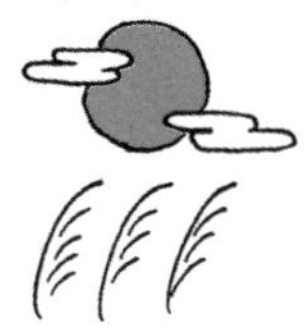

## 第1周

# 9/1 ~ 9/7

### ◆ 本周推荐食物 ◆

**海藻**

海藻是一种能够滋润肠道的食物，它富含碘、维生素、钙、铁以及膳食纤维，称得上是一座营养宝库。它所含的褐藻糖胶和海藻酸是水溶性膳食纤维，能够强化肠胃黏膜，帮助肝发挥功能。碘能促进身体代谢，镇定精神，与油一同摄入吸收率更高。

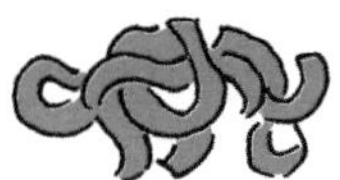

### ◆ 适合搭配食用的食物 ◆

**鸡蛋**

鸡蛋的氨基酸评分能达到满分，是补充心理健康所需营养物质的低GI（血糖生成指数）食物。除了维生素C，它几乎均衡地包含所有营养成分。蛋黄中的脂质——卵磷脂含有构成脑神经组织的胆碱，可以提升大脑活性。推荐裙带菜炒鸡蛋等菜品。

### 海带丝蛋卷

材料

鸡蛋：2个
干海带丝：3把
橄榄油：适量

做法

1. 在碗中打2个鸡蛋，撒入干海带丝，搅拌均匀。
2. 仅凭干海带丝的风味就足够调味，也可以按个人口味加入酱油或盐。
3. 在煎蛋机或平底锅中淋上适量的橄榄油并加热，少量多次加入蛋液，卷成蛋卷即可。

### 重点

家里常备裙带菜、干海带丝等干货，每次做汤的时候放一些，就能通过日常饮食充分摄入海藻。秋田县的特产铜藻口感黏滑，是海藻中营养尤其丰富的品种，也被称为“超级食物”。

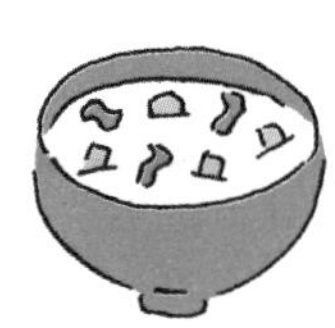

# 秋季请拒绝甜食，保养肠道，提升动力

## 用低GI水果和蛋白质代替甜点

台风和暴雨一旦来临，寒冷的天气就越来越频繁了。越是寒冷的日子，身体就越渴望甜腻的食物，因为它们可以立刻转化为能量，温暖身体。甜食会让身体分泌多巴胺，让心理轻易地得到满足，因此容易渴求更多，甚至产生依赖。正因如此，秋季甜品的种类更加丰富。

蛋白质和脂质转化而来的能量代谢率更高，但是如果体内糖质较多，身体会优先代谢效率低下的糖质。所谓效率低下，是指容易疲劳、持久力低、动力不足。这样一来，会造成肠道环境紊乱，ATP等能量源减少，精力下降。身体为了快速补充精力，会进一步渴求糖质，陷入恶性循环。这种因内热而引起的炎症被称为“湿热”，处于这种状态的人往往身体沉重乏力、焦虑不安、情绪不稳定。

因此，本周的食疗方案建议食用能清理肠道的食物，搭配富含蛋白质和B族维生素的食物。

短时间憋气

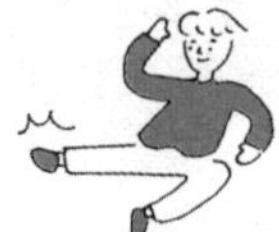

如果你感到身体乏力，做什么事情都觉得麻烦，可以尝试短时间憋气。憋气时，大脑会产生缺氧的错觉，身体会增加大脑的供氧，促进血液循环，刺激大脑功能。

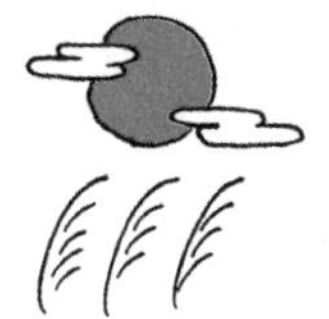

# 第2周

# 9/8 ~ 9/14

## ◆ 本周推荐食物 ◆

### 苹果

苹果含有丰富的水溶性膳食纤维——果胶、钾、多酚，能够排出肠道内的有害物质，改善腹泻和便秘。

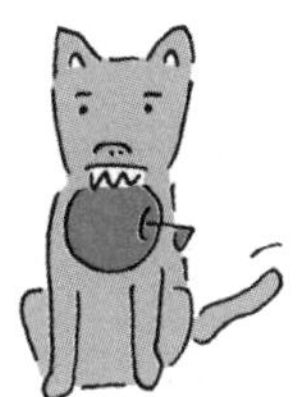

苹果是一种低GI的水果，可以放心地食用。

将苹果放入平底锅中加热，撒上黄豆粉，也是一种美味的吃法。

## ◆ 适合搭配食用的食物 ◆

### 黄豆粉

黄豆粉富含蛋白质、B族维生素、维生素E等对心理健康有益的营养物质。钙、铁、锌、镁等矿物质的含量也很丰富。

受经前期综合征困扰的女性可以养成在吃苹果等各种食品时撒上适量富含异黄酮的黄豆粉的习惯。特别是在生理期时，容易缺乏维生素$B_6$。黄豆粉中的维生素$B_6$恰好可以帮助雌激素更好地发挥功能。

### 重点

苹果氧化后会发黑，可以在切开的苹果片上撒上适量黄豆粉。将切成片的苹果和无糖黄豆粉放入保鲜盒中，盖上盖子摇匀，使黄豆粉均匀地沾在苹果表面。这种方法能防止苹果氧化。

◆苹果浑身都是宝

苹果皮含有很多对身体有益的营养成分。可以消除活性氧的苹果多酚也多存在于苹果皮中。

苹果中的果胶可以调整胃酸平衡、改善肠道环境，进而缓解腹泻和便秘症状。

# 时刻保持肠胃温暖，拥有容易快乐的内心

## 饮用能改善便秘、保温性好的饮品，让阴郁的内心得到休息

终于到了秋分，马上就要和炎热的天气告别了。接下来的季节气候十分舒适。

这时容易受脾虚和心虚影响，思虑过多，容易不安。

肠胃功能低下时，即便难得地在假期出门旅行，也往往因考虑太多而行动力低下，迟迟无法迈出脚步，还会对未知的环境感到不安。

本周的食疗方案建议通过温暖肠胃来安定情绪。推荐饮用保温性极佳并且能调理肠道环境的饮品，为心理打好基础，让自卑内敛的情绪得到释放，充分享受秋日的美好。

这种食疗方案适用于因压力或寒冷造成肠胃不适的时候，值得在秋冬季节继续坚持。

在抱枕上左右摇摆

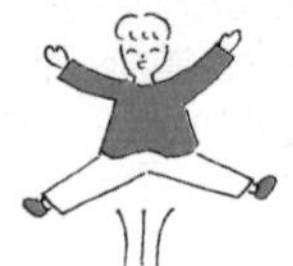

趴在床上，将抱枕放置于肚脐下方，左右摇摆10分钟。

肠道环境恶化时，大肠的拐弯处往往有气体存在。这个动作可以刺激大肠，促进气体移动并排出。

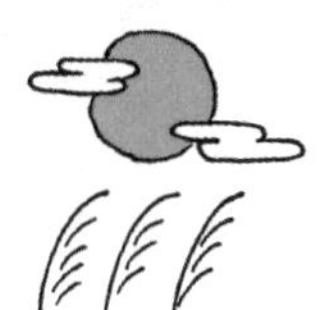

第3周

# 9/15 ~ 9/21

## ◆ 本周推荐食物 ◆

### 可可

有便秘烦恼的人非常适合饮用可可。

前面介绍过，可可含有多酚，具有较强的抗氧化作用。其次，可可碱可以促进血液循环，放松精神。它不仅可以温暖肠胃，还有助于肠胃功能。可可能够清除幽门螺杆菌，它包含的膳食纤维木质素还能改善便秘。

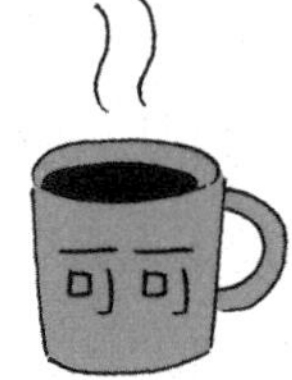


## ◆ 适合搭配食用的食物 ◆

### 橄榄油

温热的橄榄油可以温暖肠胃。橄榄油富含欧米伽9脂肪酸，不易使肠胃胀气，加热后也不易氧化。它的保温性非常好，和热饮一同饮用可以温暖肠道，调理肠道功能。

在热可可中滴入适量的橄榄油，就可以做成一杯橄榄油风味热可可，非常简单。

### 重点

用低聚糖为热可可调味，能进一步改善肠道环境。

在香浓的热可可中加入低聚糖，口味接近巧克力，适合在下午茶时间享用。

撒入适量的丁香粉或肉桂粉，还能起到杀菌作用，抑制“心理炎症”。热可可的风味也会随之改变，带来新奇的乐趣。

◆可可和橄榄油的挑选方法

请选择纯可可和特级初榨橄榄油。

# 阻止内心随秋天的到来而封闭

## 抑郁有可能是因为肠道阻塞，用调理肠胃的食物为内心解毒

秋分过后，太阳从正东方升起，从正西方落下。云层一天天变薄，昼夜温差也逐渐加大，气候向典型的秋季气候靠拢。

中医以日照条件的变化为界，认为最近外向的“阳”时期将转变为内敛的“阴”时期。

随着天气转凉，湿度下降，肺和大肠的负担比以前更重，身体干燥会导致便秘等问题，同时心理上易产生悲伤、空虚等负面情绪。

今后，随着冬季到来，我们会穿上一层又一层厚衣服。不知不觉间，内心也套上一层又一层外壳，将自己封闭在自我空间里。

本周的食疗方案精选能刺激肠道活动、放松精神的抗菌食物。不仅可以预防肠漏综合征，也可以预防干燥季节易流行的上呼吸道感染。

改善便秘的锻炼

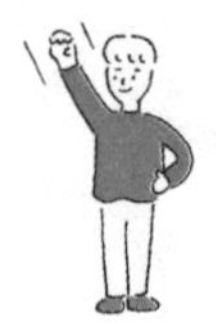

坐在马桶上，用力夹紧肛门，保持10秒。每次上厕所时做5组。这个动作可以改善便秘。

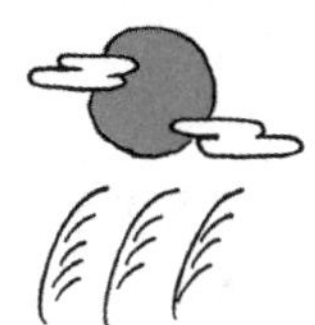

# 第4周 9/22 ~ 9/28

## ◆ 本周推荐食物 ◆

### 柠檬

柠檬可以刺激肠胃蠕动，它的香气可以放松精神。柠檬的维生素C和柠檬酸含量很高，抗氧化效果极强，能够提升肝功能、为身体排毒。

用柠檬制作热饮可以温暖肠胃。中医认为柑橘类水果可以优化体内的气血循环，改善因压力而消沉的情绪。

## ◆ 适合搭配食用的食物 ◆

### 生姜、丁香

生姜和丁香可以调理肠胃。这两种食物具有杀菌健胃的作用，能抑制“心理炎症”，常被用作中药。

可以制作腌制柠檬片，加入开水即可饮用。做法是：将柠檬切片，加入丁香、生姜和低聚糖腌制。这种做法可以使营养精华充分析出，调理肠胃的效果更佳。

### 重点

提前切好柠檬，要用的时候更加方便。将柠檬切片，放入密封保鲜盒中，再加入适量丁香一起保存。将柠檬片放入热茶或开水中，就能做成一杯丁香柠檬茶。

如果怕麻烦，可以直接购买柠檬汁。

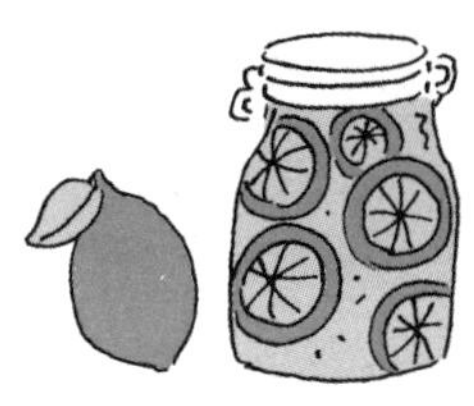

**◆养成习惯，每30分钟喝一次热饮**

养成少量多次，每30分钟喝一次热饮的习惯。热饮可以温暖肠胃，促进肠胃蠕动。

体内缺乏水分时，血液循环不畅，营养无法顺利运输到身体的各个部位。少量多次地补充温水，可以改善血液循环，改善肠胃功能，使副交感神经处于优势地位，更容易调理自律神经。

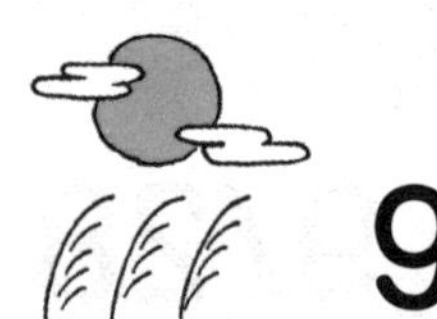

最后一周

# 9/29 ~ 9/30

## 回顾9月的身心

### 在肠道不适影响大脑前及时采取对策

四季变换容易扰乱心神，但只要提前采取对策，就能发自内心地享受每一个阶段。秋季情绪平和，不如趁着这个舒适的季节，找到自己的目标，制订好计划。

本月的主题是远离干燥，滋润全身。干燥的症状不仅体现在皮肤上，也同样会出现在肠道和肺上。

如果大便像兔子的粪便一样小而硬，可以断定此时肠道处于干燥状态。

肺部干燥主要表现为咳嗽和鼻腔干燥。

这时非常适合食用7月介绍过的海藻，滋润肠道，修复肠壁，提升免疫功能，改善消化系统和呼吸系统的不适，改善暴食后的不适。

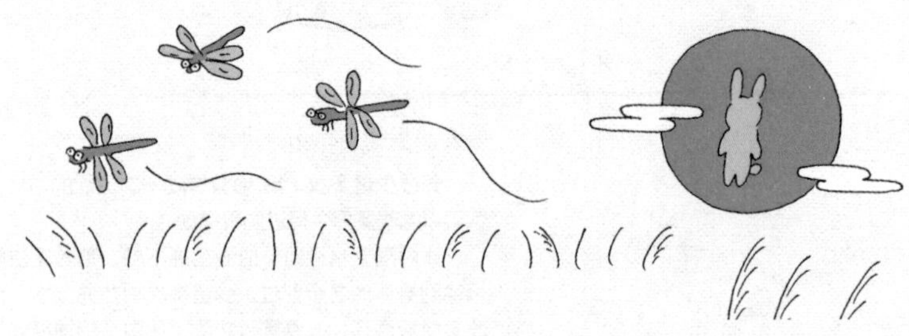

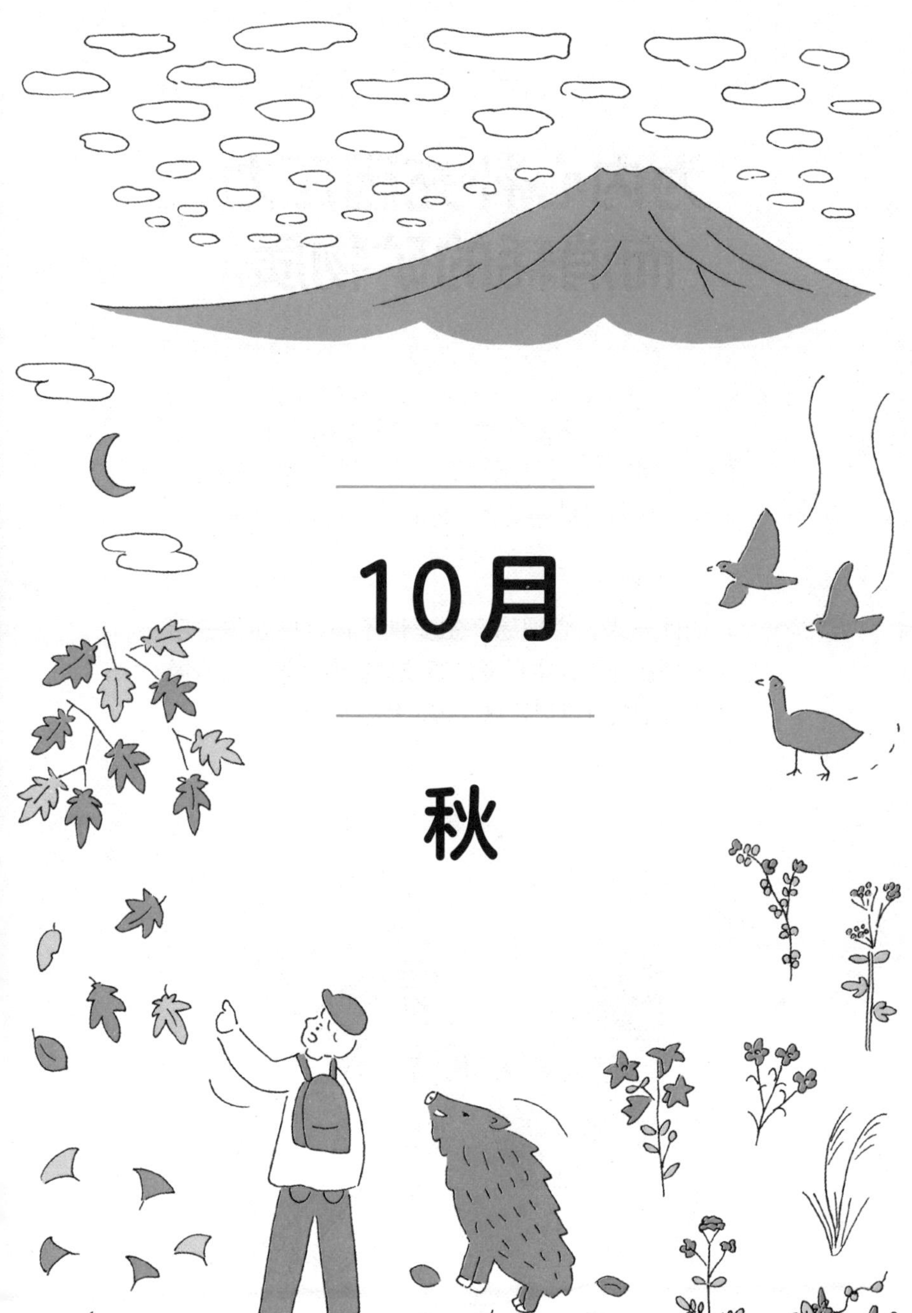

# 10月

## 秋

# 为内心补充因压力而消耗的矿物质

干燥寒冷的空气使人更容易感觉悲伤，
本月的目标是保养肠道，充分吸收营养干燥的
气候容易引发肠道炎症，妨碍身体吸收心理健康
必需的营养物质

如此一来，心理易产生多种不适，例如失去自信、感到孤独等。本月请注意改善肠道环境，充分摄入水溶性膳食纤维以及铁、锌、镁等矿物质。

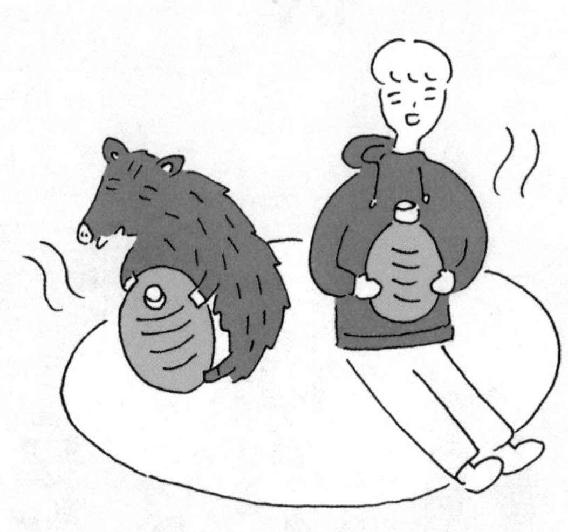

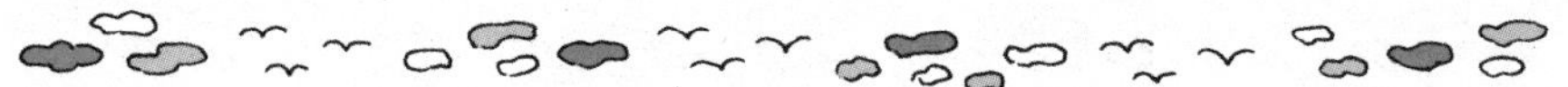

## 干燥的空气使肠道同样干燥，心理不适竟是矿物质吸收不足造成的

10月比9月气温更低，是一年中最舒适的季节。正如“秋高气爽”这个成语所言，白天云层很薄，让人心情舒畅。

但到了夜晚，地表的温度无法保持，昼夜温差较大，最高能达到15摄氏度以上。这段时期身体很容易跟不上气温变化，导致自律神经的平衡被打乱。特别是从夏天开始就感觉不舒服的人，由于这种冷暖差，秋天也容易疲劳。

中医认为，10月依然是肺虚的时期，容易伤感落泪。其实原因与9月相同，是包括肠道在内的所有器官都很干燥造成的。

加之外界环境比上个月更干燥，皮肤干燥或咳嗽等不适症状容易恶化。这种状态被称为“肺阴虚”。

## 短链脂肪酸能提升矿物质的吸收率

如果从9月开始就持续出现便秘等肠道不适症状，或者平时就感觉肚子不舒服的话，会比平时更容易感受到压力。身体会防御性地分泌皮质醇，这个过程会消耗矿物质。

多数营养物质都是由小肠吸收的，但矿物质是通过大肠吸收的。如果肠道环境不佳，矿物质的吸收会被影响。有时这些无法被身体吸收的矿物质，甚至会变成有害心理健康的物质。因此，本月摄入富含水溶性膳食纤维的食物（裙带菜、纳豆、魔芋、燕麦等）以及富含矿物质的食物（牡蛎、羊肉、鹰嘴豆、牛肉等），就可以高效吸收营养，调理肠道环境。

水溶性膳食纤维对大肠来说非常重要，因为它是短链脂肪酸的来源，益生菌在大肠内发酵形成短链脂肪酸。短链脂肪酸不仅能促进铁、镁等矿物质吸收，还能使肠道环境保持弱酸性，为有益菌创造适合生存的环境，是一种能强化肠道黏膜、促进肠道蠕动的营养物质。

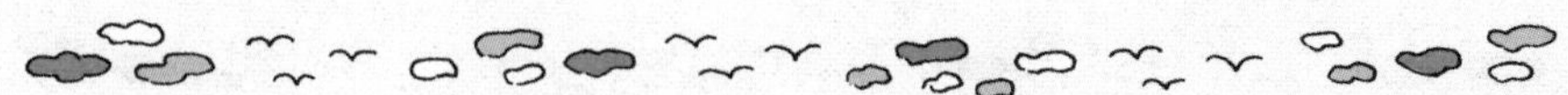

## 肠道干燥时，铁有害健康

在所有矿物质中，铁、镁、锌是对心理健康尤其重要的营养物质。但一定不要在肠道环境恶化的情况下摄入过量的铁。铁是形成红细胞的原料，能帮助身体合成神经递质血清素和多巴胺、在线粒体中转化为能量、帮助肝代谢药物、合成DNA等，是身心健康不可或缺的营养元素。

但铁有时也会起反作用。肠道内的细菌能够促进铁的吸收，但肠道环境干燥时，铁无法被充分吸收。这时，铁会释放强烈的毒素，产生伤害细胞的活性氧，成为有害菌的食物，使有害菌或念珠菌增加，使肠道环境进一步恶化。如果对自己的肠胃功能没有自信，想调理肠胃，应该用能补充乳铁蛋白的保健品代替铁，这样能更好地促进铁的吸收。



◆**乳铁蛋白**

乳铁蛋白是唾液、汗液等外分泌液含有的一种铁结合性糖蛋白。它可以调整铁的吸收量，避免伤害身体。

## 10月“急救站”

### 控制妨碍线粒体功能的糖质

借助线粒体，高效生产身体活动所需的能量ATP，就能让身体长久地保持活力。本月少吃甜食和精制食品对身体大有益处。

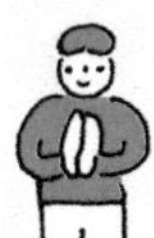

## 10月健康小知识

### 挑战侧弓步，锻炼线粒体

线粒体能够调理肠道环境，生产大量身体活动所需的能量ATP。线粒体工作时需要氧气,养成侧弓步锻炼的习惯，活动肌肉群和深层肌肉，就能使氧气顺利到达全身。

1.双脚张开，幅度为肩宽的2倍。双脚脚尖朝外，呈45度角。

2.上身与地面保持垂直，单腿弯曲，身体重心向弯曲的一侧移动，让重心下移至另一条绷直的腿无法继续伸展为止。

3.恢复原状，另一侧重复上述动作。每次做10组。这个动作可以一边锻炼肌肉群一边拉伸身体。

◆喉部运动

这个时期如果咽喉问题频发，可能是因为喉部的力量薄弱。

可以用手摸喉结附近的肌肉，吞咽水或唾液。请每天重复这个动作10次。

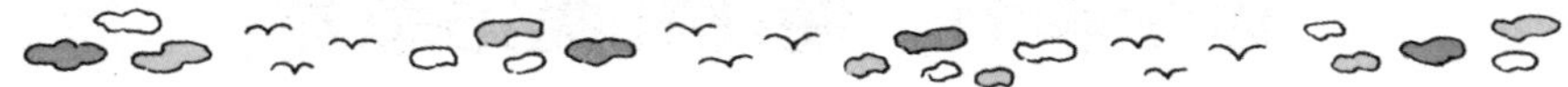

感觉烦恼时，先正常排便。

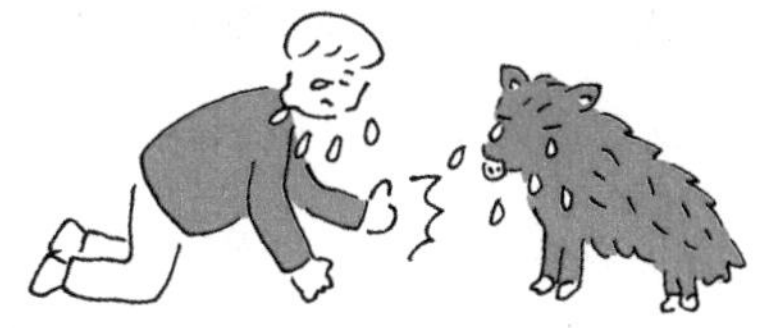

仰望秋日的晴空，让人不禁感叹大自然的壮阔。这时，如果能悟到自己面对的困境并不算什么，放下负面的情绪当然最好。但疲劳感无法消除时，人常会失去自信，变得惴惴不安，不像自己。这时请检查一下自己的大便。

肠道环境恶化有时会造成情绪失控。感到悲伤时，哭泣是一种排解压力的好办法。其实这些眼泪不是必需的，改善肠道也许就能帮你省去泪水。

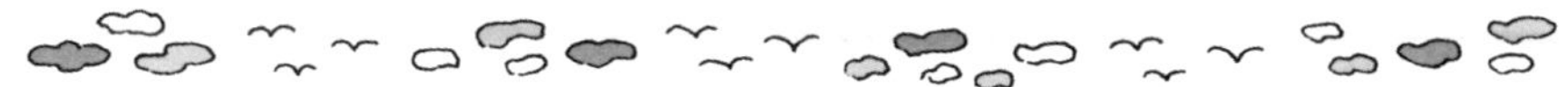

# 这个季节，便秘和腹泻患者更容易感受到压力

## 让方便长期储存的万能食物帮你强健心理

本周是10月的第1周。气压的变化逐渐趋于稳定，但每一天的温差，甚至同一天的昼夜温差依然很大，日照时间逐渐缩短。

秋天来临最明显的信号是突然变得干燥的空气。降温后，气候立刻变得清爽舒适。但同时，夏季大量繁殖的螨虫的尸骸在这个时期四处飞散，成为过敏原。其实，这个时期是螨虫过敏人数最多的时候。一年四季分明，人们受自然恩惠，也会在各个时期遇到让身心不适的因素。提前做好准备是最重要的事。

本周的食疗方案建议在调理肠道的同时，充分摄入心理健康所需的矿物质、蛋白质、B族维生素等营养物质，让线粒体获得充足的营养。气候稳定的时期，才更需要抑制肺虚造成的空虚、悲观。

洗完澡立刻穿上袜子

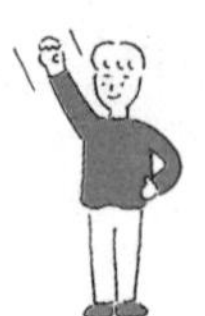

洗完澡脚底容易受凉，请立刻穿上袜子保暖。睡觉的时候可以穿护腿袜，在保暖的同时保证双脚能在睡眠时散热，降低核心温度，使睡眠质量更好。

# 第1周
# 10/1 ~ 10/7

## ◆ 本周推荐食物 ◆

### 高野豆腐

高野豆腐是将豆腐冷冻后再次解冻、脱水制成的，富含膳食纤维，能够调理肠道环境，同时富含矿物质、蛋白质和多种维生素，称得上是“万能食物”。

高野豆腐是非常优秀的大豆制品。其蛋白质的含量约为纳豆的3倍、木棉豆腐的7.5倍，还含有能帮助脂肪燃烧的氨基酸。

### 重点

高野豆腐给人的印象是适合炖煮菜肴或日式传统料理。实际上它的做法非常多样，例如磨成粉，用于炒菜或加入味噌汤也是很好的选择。高野豆腐储存起来也非常方便。

## ◆ 适合搭配食用的食物 ◆

### 肉末

牛肉、猪肉、鸡肉的肉末都可以搭配高野豆腐。肉末含有动物性蛋白质、易被身体吸收的血红素铁以及B族维生素。这些都是心理健康必需的营养物质。

在制作肉丸或汉堡肉饼时，可以将高野豆腐磨成粉，与肉末混在一起，代替小麦粉或面包屑。这样营养价值更高。

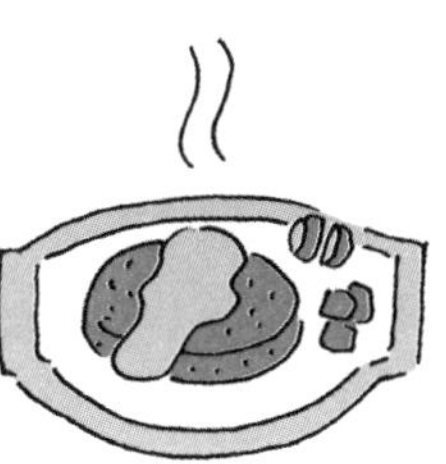

# 滋润肠道和心理，让大便和情绪都畅快

## 突然降温或干燥时总是感到空虚，大便小而硬，你需要摄入调理肠胃的食物

从节气上看，寒露已经过去。虽然偶尔还有些炎热，但比起上周，湿度明显降低了，空气开始变得干燥。这段时间指尖、咽喉、嘴唇干燥会更加频繁。

这个阶段肺虚、干燥，对应的心理症状是容易自卑、容易闹别扭。

肠道的干燥情况也会进一步恶化，大便像兔子粪便那样小而硬。

请观察一下自己有没有腹泻、大便时间不规律、大便粘在马桶上、大便又黑又臭等情况，这些都是肠道不适的信号。肠道环境的恶化使压力增加，加剧心理的疲劳感，甚至会影响免疫功能，使人更容易感冒。

本周的食疗方案建议摄入发酵食品，促进肠胃蠕动。同时摄入滋润肠道的食物，增加肠道内的有益菌。

垃圾“投篮”

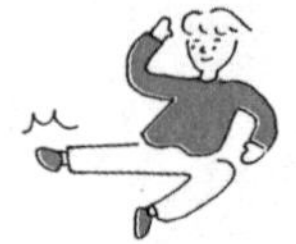

请尝试连续3次像投篮一样把垃圾隔空扔进垃圾桶里。我们在达成某一目标时，身体会分泌令人感到幸福的多巴胺。树立短期目标并且达成，可以增加多巴胺分泌量。将目标定为垃圾“投篮”，就能轻松获得成就感。

# 第2周
# 10/8 ~ 10/14

## ◆ 本周推荐食物 ◆

### 纳豆

说到调理肠道的食物，最具代表性的就是纳豆。纳豆含有丰富的蛋白质、维生素E、异黄酮、卵磷脂、钙等营养物质。它含有的酪氨酸还是多巴胺的原料。

纳豆菌可以刺激肠道，增加双歧杆菌和乳酸菌等有益菌的数量，为有益菌创造容易繁殖的环境。纳豆还含有膳食纤维和低聚糖，能够调理肠道环境。

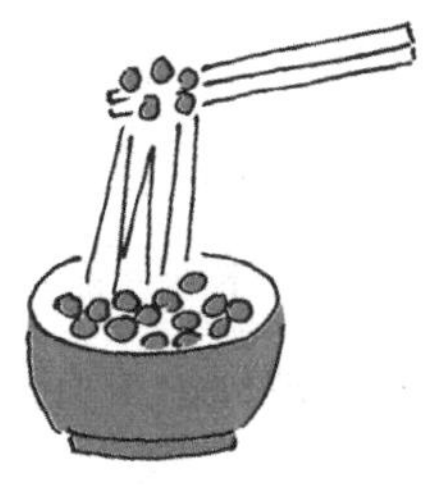

### 重点

纳豆非常便宜，但如果一次购买大量纳豆，很容易放到过期。不过，纳豆可以冷冻保存，只要在食用前6 ~ 8小时解冻即可。

即便是冷冻保存的纳豆，也请在3周内吃完。

## ◆ 适合搭配食用的食物 ◆

### 白芝麻

白芝麻中50%的成分是油脂。这种含油量极高的食物能够充分滋润肠道。白芝麻和黑芝麻的区别在于，白芝麻的油脂含量更高。白芝麻对肺和大肠有好处，能够改善身体干燥、润肠通便。黑芝麻能够强化肝肾功能以及补血。如果身体对干燥的反应比较强烈，可以在日常饮食中增加白芝麻的摄入量，或食用亚麻籽油等。

#### ◆请注意纳豆菌

纳豆黏滑的口感来自纳豆激酶，这种物质具有抗凝血的作用。如果正在服用与凝血有关的药物，请不要食用纳豆。

#### ◆芝麻是最强的营养食物

芝麻含有钙、铁、锌、镁、硒等矿物质，以及B族维生素、膳食纤维、抗氧化的芝麻木脂素、维生素E等营养物质，是保持心理健康的最强营养食物。芝麻表面覆盖着一层膳食纤维，因此磨碎后营养成分的吸收率更高。中医常用植物的种子治疗便秘，芝麻和亚麻籽就是典型的例子。

# 用日式料理缓解孤独和不安

## 天气开始转凉的时候，为食物添上少许心理所需的营养物质

体感温度较低的日子越来越多了。寒冷的时候，身体总是渴望能快速产生能量的糖质。这种对甜食的欲望是暂时的，如果因此放纵自己，养成吃蛋糕和面食的习惯，正餐反而吃得不多，饮食不均衡，就会导致肠道环境和血糖值紊乱、身体缺乏蛋白质和铁。这种状态在中医中被称为“血虚”，容易出现情绪不安、注意力不集中、暴饮暴食、睡眠质量不佳等问题。

本周的食疗方案建议自己制作拌饭料，润肠的同时吸收膳食纤维和矿物质，克服血虚。以此为契机，尝试适应以日式料理为主的均衡饮食习惯吧。

把玩橘子

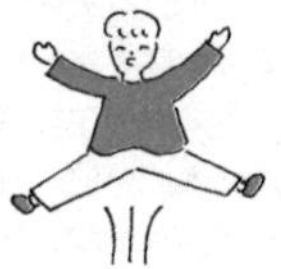

手里握2个橘子、橙子等柑橘类水果，转圈把玩5分钟。

这个简单的动作能促进血清素分泌。而且因为平时可能很少做这个动作，陌生的刺激能激活脑电波，提升注意力和沟通能力。柑橘类水果的芳香也能放松精神。

# 第3周

# 10/15 ~ 10/21

## ◆ 本周推荐食物 ◆

### 自制拌饭料

比起市面上售卖的拌饭料，自己做的拌饭料营养价值更高，因为你可以根据自己的喜好选择材料。

添加海藻类食物，调理肠胃的效果更好。添加虾米、沙丁鱼干、银鱼干等动物性食物可以提高蛋白质和铁的吸收率。加入适量胡椒或花椒可以增强抗菌作用。

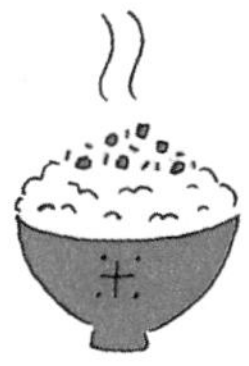

## ◆ 适合搭配食用的食物 ◆

### 蔬菜沙拉、腌菜

拌饭料不仅可以搭配米饭，也可以撒在沙拉或腌菜上。

可以在腌菠菜或腌小松菜中倒入少许柚子醋，再撒上少许拌饭料。也可以在蔬菜沙拉上撒少许拌饭料。拌饭料的口味与蔬菜十分相配。

### 手工拌饭料

**材料**

虾米：5大勺
裙带菜干：5大勺
黑芝麻：2大勺
昆布茶：1小勺
小银鱼：2大勺
红紫苏粉：1大勺
海苔：3小勺

**做法**

将所有食物放入研磨钵或搅拌机里打碎即可。具体使用的食物可以根据自己的喜好进行调整。研磨钵和擀面杖能帮助你轻松磨碎食物。如果怕麻烦，可以将所有材料装进塑料袋里，用手碾碎。

### 重点

可以将自己做的拌饭料装进盒子里携带。请尝试养成习惯，外出就餐时给米饭、沙拉等各种食物撒上少许拌饭料。

# 改变主食，就能从根本上改变悲观的心态

## 快来尝试简单方便、易吸收的美味主食吧

最近太阳下山的时间越来越早，每天的温差也越来越明显。温差大是秋天的一大特征。人体为了适应突然下降的气温，需要花费很多力气。突然降温时，我们的身体受寒气的影响比想象中更严重，请明白这一点。你可以尝试摸一摸自己的腹部和臀部，如果感觉发凉，就说明身体的受凉程度比较严重。这种症状在中医里被称为“阳虚”。身体受凉时，消化功能及代谢功能下降，身体能量不足，容易情绪低沉、悲观。

本周的食疗方案建议下功夫改变主食，食用利用发酵工序制成的主食，优化营养吸收，促进肠道功能，提升代谢效率。

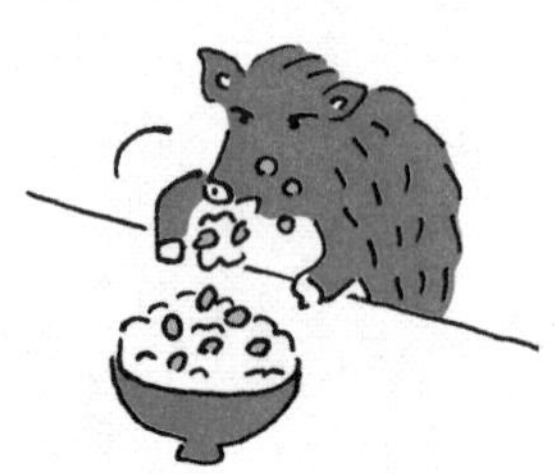

**睡觉时给脖子盖上毛巾**

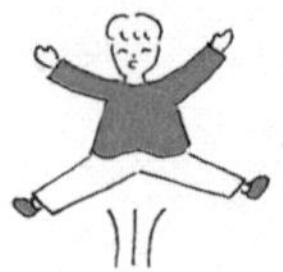

脖子周边有较粗的动脉，但皮肤比较薄，因此很容易着凉。为脖子保暖，就能使血液高效地输送至全身，使体温升高。其次，脖子后侧控制内脏和血管的自律神经非常密集，为脖子保暖也可以有效地调理自律神经。

## 第4周

# 10/22 ~ 10/28

### ◆本周推荐食物◆

**发酵糙米饭**

糙米经过发酵，不会给消化系统带来负担，还能提升营养物质的吸收率。用家里的电饭煲就能轻松地发酵。

### ◆适合搭配食用的食物◆

**红豆**

红豆富含原花青素、儿茶素、花青素等抑制炎症的物质，还有蛋白质、B族维生素、膳食纤维、钾、钙、铁等营养物质。

### 重点

制作发酵糙米饭的当天就可以食用，但发酵需要3天时间，建议发酵完成再食用。一次多做一些，冷冻保存比较方便。这种糙米饭软糯香甜，放凉也非常美味，很适合用来制作便当和饭团。

### 发酵糙米饭

**材料**

水：略多于3量杯

糙米：3量杯

红豆：40克

天然盐：1小勺

**做法**

1.将糙米清洗干净。

2.将糙米、盐和红豆混合，用打蛋器搅8分钟。

3.将上一步处理过的食物和水一同放入电饭煲，选择糙米模式。

4.煮熟后，将电饭煲调整至保温模式，每天搅拌1次。

5.3天后就完成了。

请注意，如果有异味，说明锅中可能有杂菌繁殖，请不要食用。

**◆糙米的营养**

糙米比大米的营养更丰富，B族维生素、维生素E、钙、镁等营养物质的含量更高。

**◆糙米真的健康吗**

很多人以为糙米对健康有益，但食用后肠胃状况却更糟。这是因为糙米含有纤维素，对消化系统有害，但大米不含这种物质。如果不充分咀嚼，糙米容易引起消化不良，导致身体无法充分吸收营养。能兼顾营养价值高和易消化的食物是发酵糙米。

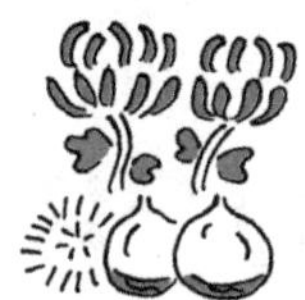

最后一周

# 10/29 ~ 10/31

## 回顾10月的身心

### 为了保证心理和身体健康，请好好照顾身体

近年来流行吃保健品，其实营养物质有没有被人体吸收无从得知，也许反而给消化系统带来了负担。

在服用保健品之前，不妨先试着改变习惯，通过自己的能力找到保证身体健康的方法。这个方法不仅针对现在，也能预防随着年龄增长而出现的各种不适。

下个月也请继续坚持本月介绍的饮食习惯。

· 保养这个季节虚弱的肺：高野豆腐、白芝麻、百合根、银耳。

· 滋养肠道：裙带菜、纳豆、糙米、红豆、味噌汤、米糠腌菜。

· 对心理健康有害：意大利面、比萨、蛋包饭、咖喱饭、焗饭、三明治。

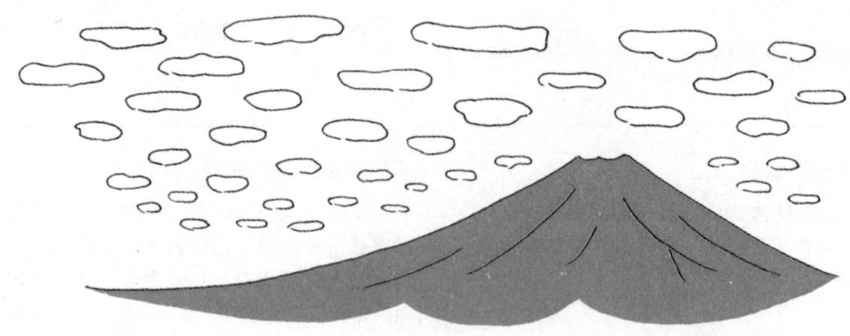

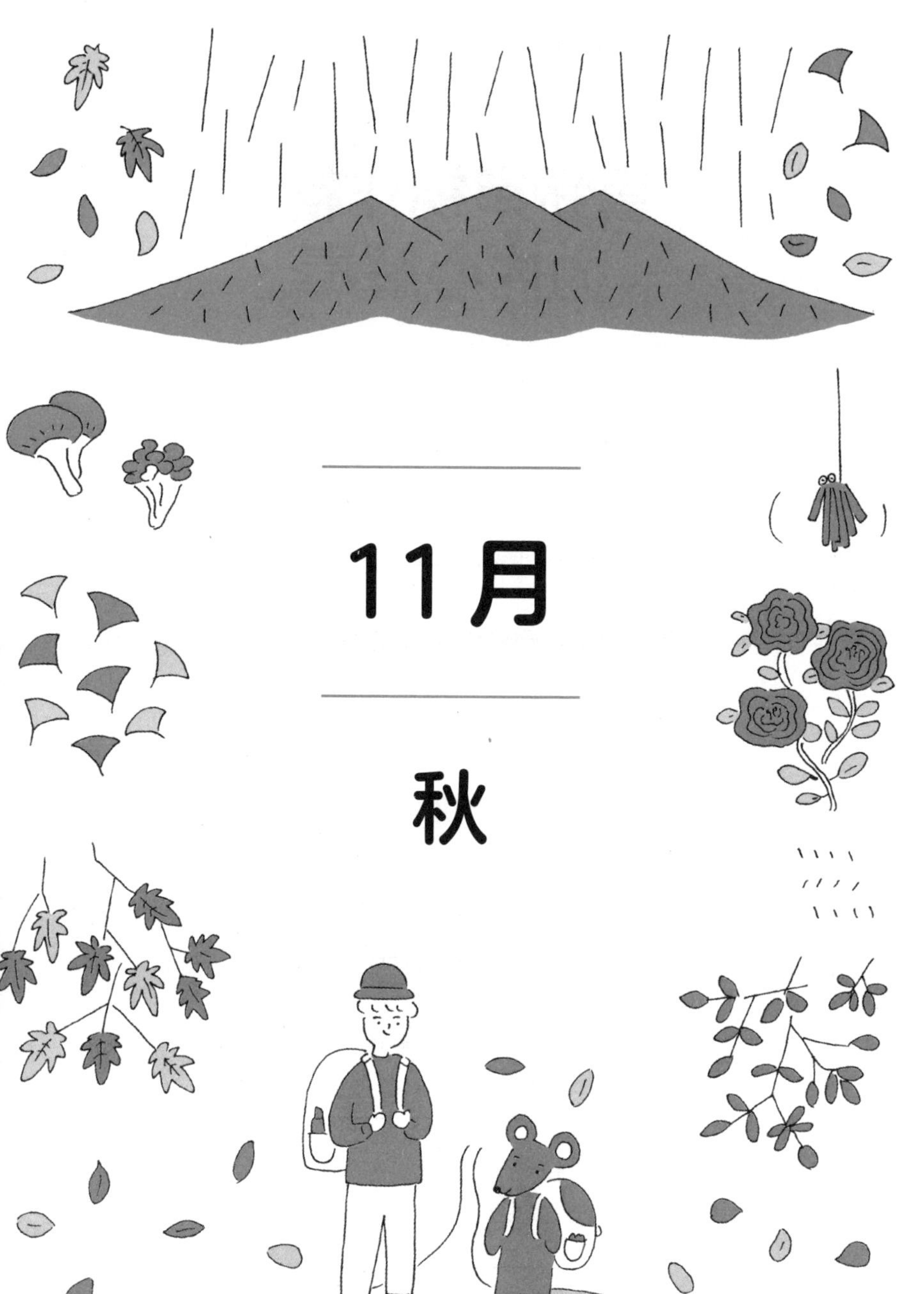

# 11月

## 秋

# 重新审视作料，为内心解毒

## 空气干燥时唾液分泌量减少，请检查作料，在厨房中准备一些对心理有益的食物

最近日照的时间越来越短，仿佛听到了冬天临近的脚步声。

此时情绪倾向于内敛，进取心有所减退。

也许你执着于过去的事情，常常后悔不已。

也许有时会明确想吃某种口味的食物。

在这个食欲旺盛、渴望重口味食物的时期，更应该改变自己无意识的饮食习惯。

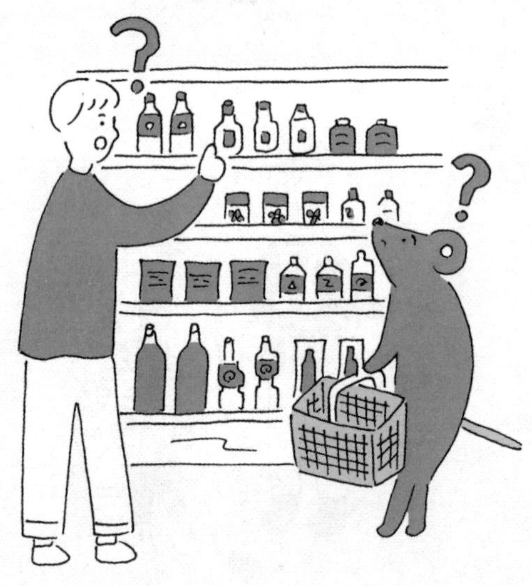

## 在易堆积无用物质的季节，重口味食物会给内脏增加负担

与10月相比，11月气温明显降低，空气干燥，日照时间也更短了。随着日照时间缩短，体内调整生活节奏的基因BMAL1增加、维生素D减少，更容易堆积脂肪，因为基因断定寒冷的季节比温暖的季节能获取的食物更少。

基于这样的判断，身体会在日照时间短的时候储存多余的物质，最好避免食用加工食品和添加剂。此外，空气干燥时，唾液分泌减少，味觉偏向重口味食物。这时最重要的就是有意识地选择食物，不能放任欲望。中医将寒冷的季节各种物质容易堆积在体内的症状称为“闭藏”。

这个弥漫着伤感气息的时期与9月相同，也有容易肺虚的问题，人常常会出现哀伤、寂寞、孤独、失去希望等负面情绪。

## 使生存必需的味觉复苏

“闭藏”时期需要减少摄入含有添加剂的加工食品。

能够长期保存的食品和作料通常需要经过长时间的炖煮或发酵。制作过程中，细菌能够分解食物，增加香味，提升各种营养物质的吸收率，所以本来就不需要使用添加剂。

话虽如此，加工食品和作料制作起来很费事，根据保存状况的不同，细菌会起到不好的作用，也会使食物变质。因此，配合现代生活追求便利性的目的，调整味道、长期保存成为可能。

为了防止食物变质，添加剂含有抗菌剂，抗菌剂会杀死有益菌，因此食用含有添加剂的食物会破坏肠道内的菌群。

为了增加食物的口感，加工食品往往会使用化学作料和淀粉、葡萄糖等糖质。这样会使味觉钝化，越来越渴望重口味的食物，最终会感觉那些对肠道健康有益的食物口味太淡，不好吃。

对生物而言，味觉的存在是为了让人对生存必需的食物产生食欲，从而保住性命。可以说人类的感情起源于维持生命的食欲。如果违背这种本能，渴望对身体有害的食物，每天的饮食不止会

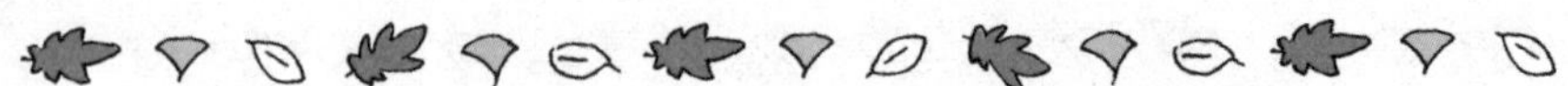

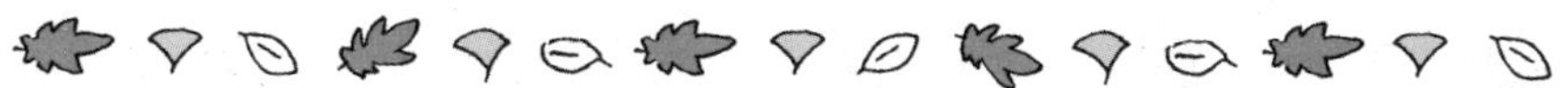

影响心理和健康，甚至危及生命。

本月请尽可能减少食用会造成肠道环境恶化、味觉钝化、营养物质吸收率降低的加工食品，尝试亲自下厨。

你可能会想："平时压力够大了，哪有时间做这种麻烦的事！"可越是压力大的时候，吃的加工食品会越多。请先从改变作料开始吧。

切菜等简单的体力劳动，以及设想并制作菜品的烹饪过程可以很好地转换心情。做完菜的成就感也会促使身体分泌多巴胺，让人更有希望和动力。

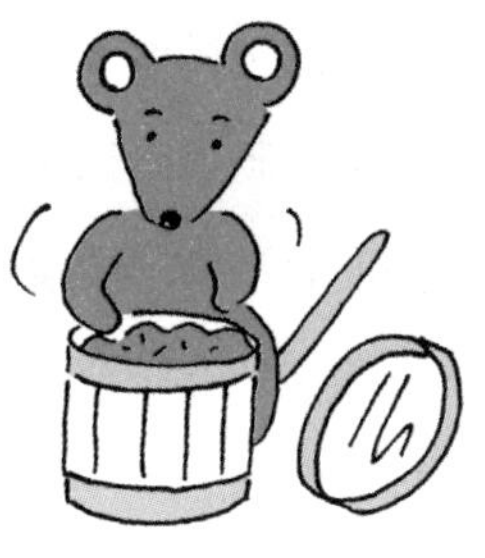

## 11月“急救站”

### 用甜酒替代砂糖

甜酒是一种发酵食品，口味清甜，营养丰富。很多人用甜酒来对抗夏乏，可以尝试在做菜时用甜酒代替砂糖来调味。

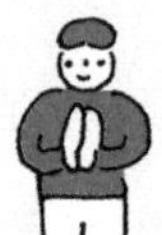

## 11月健康小知识

### 按摩肠道，防止毒素堆积

大肠位于右下腹，沿顺时针方向依次为升结肠、横结肠、降结肠。大便在大肠中先向上运动，然后横向推进，再向下运动。大肠不努力蠕动可不行！大便尤其容易卡在大肠的转弯处。大便如果长期堵塞在肠道中，就会使毒素堆积在体内，影响周围的血液和淋巴顺畅地流通，使身体浮肿、发凉。

按摩肠道可以刺激大肠。只要按顺序依次按摩右侧腰骨上方、右侧肋骨下方、左侧肋骨下方、左侧腰骨上方即可。泡澡的时候请按照这个方法充分地按摩、放松吧。但请注意，餐后1小时内不要进行按摩。

---

◆**请注意甜酒的种类**

甜酒有很多种，有的是用米曲酿造的，有的是用酒糟和砂糖制成的。

如果想用甜酒代替砂糖，请检查成分表，选择不含砂糖的米曲酿造甜酒。甜酒可以冷冻保存，倒入制冰机中做成冰块更方便。

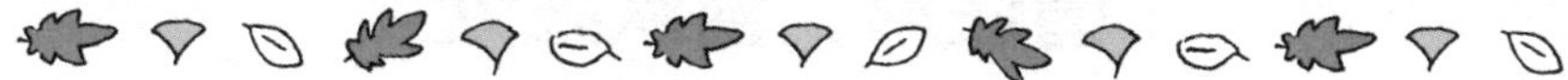

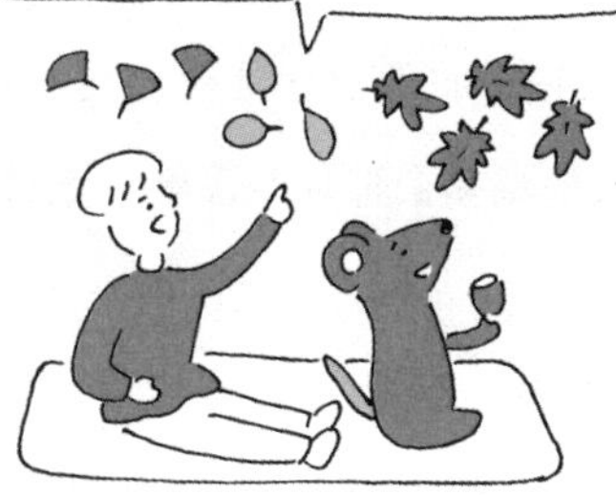


有些无法用语言表达的想法没有人能理解，脑海中想象的世界与真实的世界并不一样。

这样的想法会让人产生“没有人能理解我”的错觉。孤独寂寞的感觉也会更加强烈。

请从这样的状态中抽身，从身边的小事开始改变吧。



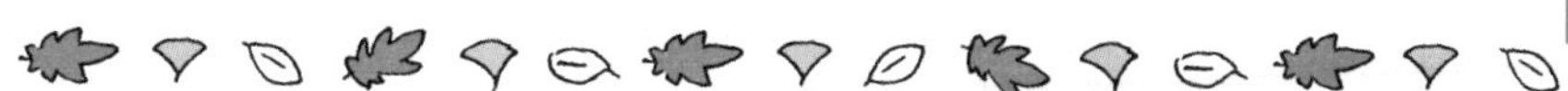

# 请注意，喜欢独处可能是在逞强

## 养成喝高汤的习惯，改变内心

最近白天温暖和煦，非常适合外出旅行。但是阴凉处和夜晚气温可能很低，极大的温差会造成空虚感，这种肺虚的表现比9月更加明显。

11月，身体进入“冬眠模式”，食物容易堆积在体内。此外，人可能不会轻易说出自己的想法，感觉独处更舒服。

本周的食疗方案建议饮用高汤，在滋润内心的同时，温暖身体和肠道。高汤是日式料理常用的材料，制作方法非常简单。以本周的食疗方案为契机，养成日常喝高汤的习惯吧。自己制作的高汤能够强健肠胃，补充心理所需的B族维生素和维生素D，是非常健康的食品。

挪动臀部

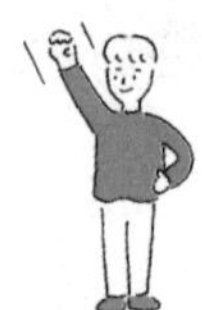

早上起床后双脚伸直，坐在床上。只使用臀部肌肉的力量向前挪动10步，向后挪动10步。坚持做3组。这组动作可以改善骨盆倾斜，活动躯干和下肢肌肉，改善便秘、体寒、腰痛等症状。

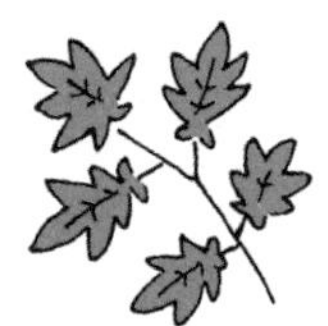

第1周

# 11/1 ~ 11/7

## ◆ 本周推荐食物 ◆

### 高汤

用海带、鱼干和香菇干制作高汤的汤包。这种搭配能够让心理获得均衡的营养。

将5厘米长的海带、四五条鱼干、1个香菇干放入汤包中。向锅中倒入大约500毫升的水，与汤包一起放入冰箱，静置一晚即可。大约可以保存3天。

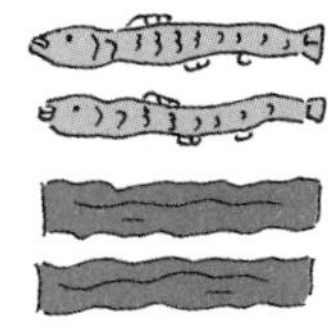

### 重点

一次做多个汤包更方便。将制作高汤安排成每晚必做的事，早上起来高汤自然就完成了。用过的汤包材料可以放入味噌汤中，也可以用酱油和低聚糖调味，然后炖煮食用。

## ◆ 适合搭配食用的食物 ◆

### 关东煮

在高汤中加入酱油和甜料酒，做一锅美味的关东煮吧。使用自己做的高汤，味道更鲜美。

食物选用白萝卜、鸡蛋、魔芋、炸豆腐、香菇，就可以均衡地摄入蛋白质、膳食纤维等营养物质。请尽量少吃糖质含量高的丸子等食品。

◆鱼干的食用方法

鱼干的内脏和头有苦味，如果对苦味敏感，可以去掉这些部位。

# 趁气候稳定，保养心理和身体

## 重新审视心理和身体状态，手工制作发酵作料

在这个气候稳定的时期，常因气候变化而头痛、疲劳的人的症状有所好转。

现在日出较晚，日落较早，情绪偏内敛。按照中医的理论，此时正是“阴”时期。这个时期将持续到明年3月。不如耐心一点儿，在这段时间迎合季节特征，充实自己，尝试某些兴趣爱好。这个时期不适合勉强自己社交，更容易独处。

本周的食疗方案建议制作酱油和酱油曲。制作酱油曲需要花费一周时间。

这种耐储存的食物对身体健康有益，制作时也不需要过多费心，能让这个时期内敛的内心得到休息。虽然看起来不起眼，但是制作对心理健康有益的作料，抽出时间与自己沟通，也是为漫长冬天的到来做准备。

**平板支撑30秒**

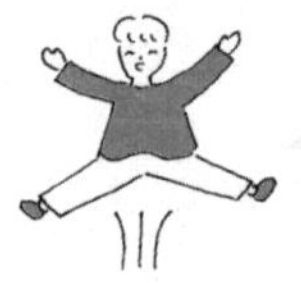

保持俯卧撑的动作，以双肘和双脚支撑身体。请注意，臀部不要上翘，应与背部呈直线。保持这个姿势30秒，每天早晚各做一组。

这个动作可以锻炼腹肌，缓解便秘。

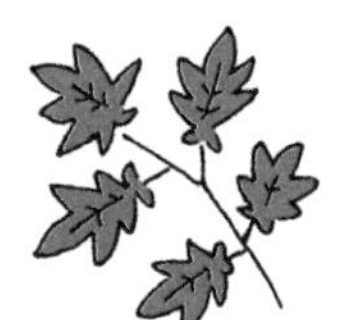

## 第2周
# 11/8 ~ 11/14

### ◆ 本周推荐食物 ◆

#### 酱油香料

酱油属于发酵食品，富含钾、钙、铁、锌等营养物质，杀菌作用较强，可以延长食物的保存时间。在普通酱油中按照个人口味加入大蒜、八角、海带、胡椒、生姜等作料，就能做成独一无二的酱油香料，让菜肴的口味更加丰富。约一天时间就能制成，可以养成周末制作酱油香料的习惯。

### ◆ 适合搭配食用的食物 ◆

#### 鱼肉

试试用你亲手制作的酱油香料来腌制鱼肉吧。

鱼肉富含蛋白质、维生素A、B族维生素、维生素D、矿物质等营养物质。DHA、EPA等欧米伽3脂肪酸的含量也极为丰富。

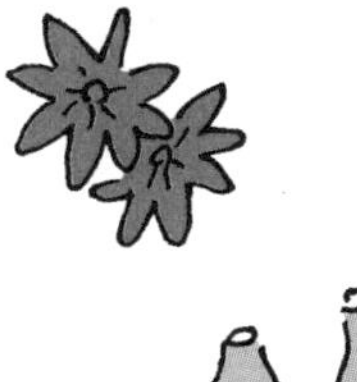

#### 酱油曲

材料

酱油：200毫升
米曲：200克

做法

1. 将两种食物放入保鲜盒中，搅拌均匀，常温放置。
2. 如果第二天酱油量不足，请加入没过食物的酱油。
3. 之后的一周里，每天搅拌一次。
4. 一周后酱油曲就做好了。在冰箱中可以冷藏保存三个月。

◆八角

中医将八角称为“大茴香”，认为它具有温中散寒、止痛、理气的作用。理气就是改善气血循环。

五香粉的原料包括八角，如果觉得制作酱油香料麻烦，可以直接使用五香粉。它的风味与各种菜肴相得益彰。

◆大蒜

大蒜中的B族维生素和矿物质含量非常丰富。大蒜所含的大蒜素具有强效的杀菌作用，可以促进血液循环，改善体寒。

# 解决造成心理疲劳累积的原因

## 食用上周制作的发酵作料，摄入维生素C，高效恢复心理健康

空气干燥时往往流感肆虐。接近年末，工作和生活更加忙碌，如果经常参加酒会和聚餐，在家吃饭时一定要注重健康。

干燥严重时，不仅肺虚，也很难感受到幸福和快乐。即便年末的各种活动本该是令人期待的好事，也有人提不起兴致，甚至闷闷不乐。

这时，需要为肠道、肾上腺、肝等容易被压力影响的器官排毒。

本周的食疗方案建议积极摄入能促进肠胃蠕动的食物和维生素C,去除压力生成的活性氧，优化肾上腺状态，促进分泌对抗压力的皮质醇。为全身排毒，应对秋日疲乏。

去大自然里逛逛吧

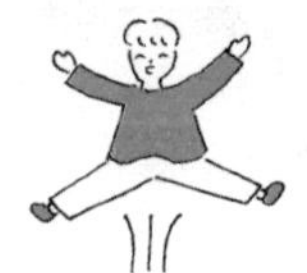

换一条与平时不同的路，就可以改变心情。

早上稍微早起一点儿，顺路去公园等地逛逛，沐浴阳光，感受大自然，调整生物钟。这对心理健康大有益处。

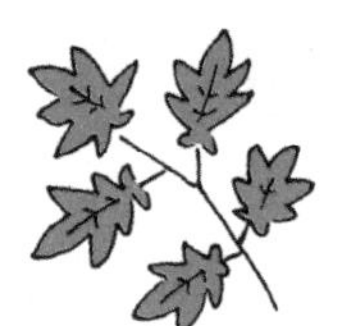

第3周

# 11/15 ~ 11/21

## ◆ 本周推荐食物 ◆

### 酱油曲

现在到了上周做好的酱油曲大显身手的时候。米曲菌被身体代谢时会产生维生素$B_1$、维生素$B_2$、维生素$B_6$，以及烟酸、泛酸、肌醇、生物素等物质。

酱油曲可以促进有益菌繁殖，调理肠道环境。

烹饪牛肉、猪肉、鸡肉等食物时使用酱油曲，可以让肉质更软，帮助身体消化、吸收。

推荐酱油曲凉拌西蓝花等菜肴。

### 重点

如果觉得制作酱油曲很麻烦，可以换成其他你喜欢的发酵食品。味噌和盐曲很容易买到，可以用它们煎鱼或肉。可以用发酵食品腌制任何食物。

## ◆ 适合搭配食用的食物 ◆

### 西蓝花

西蓝花中的营养物质不仅有益于心理健康，而且可以应对普通感冒和流感。分泌皮质醇的肾上腺运作时需要维生素C，维生素C含量丰富的西蓝花非常适合在这个时期食用。

西蓝花中胡萝卜素、B族维生素、维生素E、膳食纤维、钙、钾、镁等营养物质也非常丰富，还含有能够强化肝功能、改善胰岛素抗性的萝卜硫素。

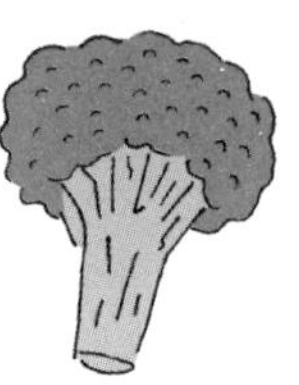

◆巧用酱油曲

酱油曲可以代替砂糖、甜料酒、酱油和味噌。用10倍的热水稀释酱油曲，不需要高汤或味增，就能做成一碗美味的味噌汤。忙碌的时候可以来一碗。

# 敞开心扉，让冷硬顽固的内心变得积极柔软

## 常备有益心理健康的酱料

这个时期，被称为“山茶花梅雨”的低气压造访日本。气压变化会使自律神经紊乱，使12月至关重要的肠胃功能从11月起就开始变弱，造成心理疲劳。再加上“阴”时期内向的特质，人很容易情绪低沉，视野狭隘。过度关注某件事或在意平时不会关注的事，变得焦虑不安。本周的食疗方案建议制作有益肠胃的酱料，抑制神经兴奋，调理自律神经。

市面上的酱料为了追求更好的口味，往往添加了大量葡萄糖、植物油等易引起“心理炎症”的原料。也许你本想多吃一些蔬菜，但大量使用这种酱料，反而会给心理健康造成伤害。

自己制作的酱料不仅能保存更长时间，还能满足个人的口味需求。因为没有多余的添加剂，质地更清爽，没有油腻感，能更安心地享受食物原本的风味。

请注意不要咬牙

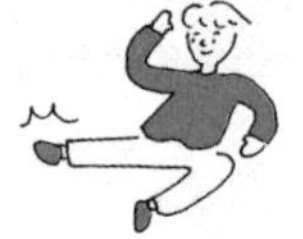

人在紧张的时候，肩膀和后槽牙容易用力，很容易磨牙、咬牙。

有意识地保持牙齿放松，减轻身体负担，放松心情吧。

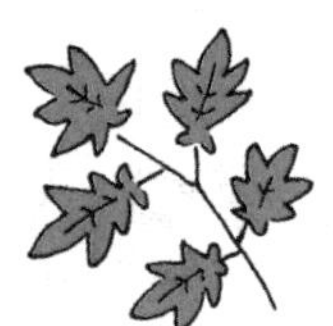

第4周

# 11/22 ~ 11/28

◆ 本周推荐食物 ◆

## 自制酱料

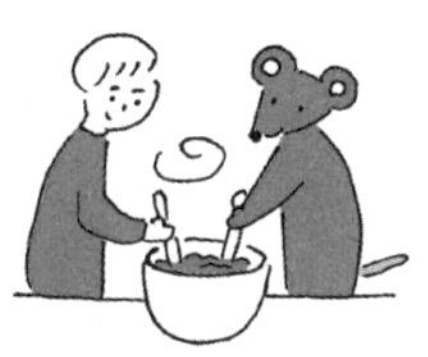

醋、生姜、柠檬、香草、亚麻籽油都具有很好的抗氧化、抗炎、抗菌作用，可以用这些食物制作酱料。

以下介绍4种常用的酱料。

### 腌料汁

材料

醋：80毫升

亚麻籽油：60毫升

做法

将醋和油按4 ： 3的比例混合在一起。可以根据个人口味选择性添加低聚糖、香草盐、胡椒。

### 生姜醋

材料

酱油：50毫升

醋：40毫升

甜料酒：30毫升

做法

将酱油、醋、甜料酒按5 ： 4 ： 3的比例混合在一起，按个人口味添加海带、生姜汁、柠檬汁、木鱼花等。

### 可代替蛋黄酱的酱料

材料

醋：1大勺　嫩豆腐：半块

白味噌：2大勺　亚麻籽油：4大勺

做法

将所有的东西放入搅拌机中搅拌均匀即可。

### 芝麻酱

材料

白芝麻：3大勺　醋：1大勺

酱油：1大勺　低聚糖：1大勺

做法

将所有材料混合均匀即可。

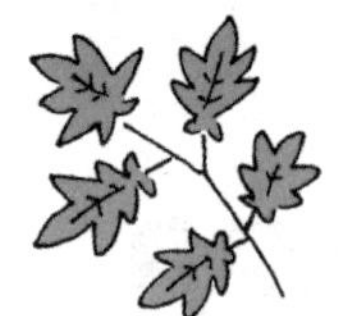

最后一周

# 11/29 ~ 11/30

## 回顾11月的身心

### 渴望的口味是心理健康的关键

开始食用自己做的作料，你的味觉是不是发生了变化呢？酱油、甜料酒、盐、味噌等基础作料的挑选方法请参照前面的内容。

在自己制作作料的过程中，你会逐渐养成自己独特的品位，例如知道哪个产地的食物更符合你的口味、找到自己心仪的食物搭配。

另外，适合熬高汤的鲜美食物往往营养价值很高，吸收率也很高。

如果本月尝试过，感觉今后也能坚持下去，请一定要保持这个习惯。长期食用自己制作的作料，食疗方案的效果会更上一层楼。

此外，请不要食用影响心理健康的火锅底料、方便食品和冷冻食品。

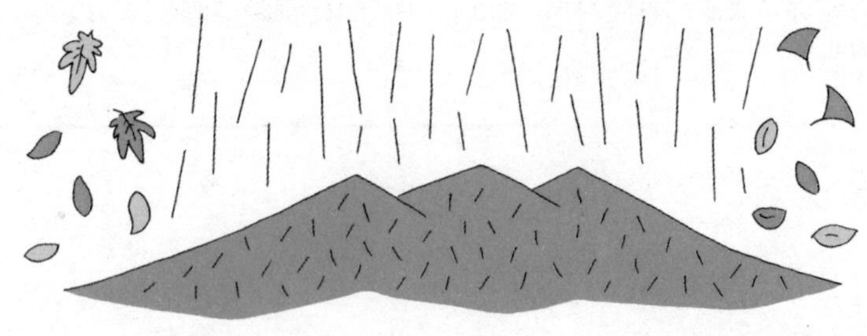

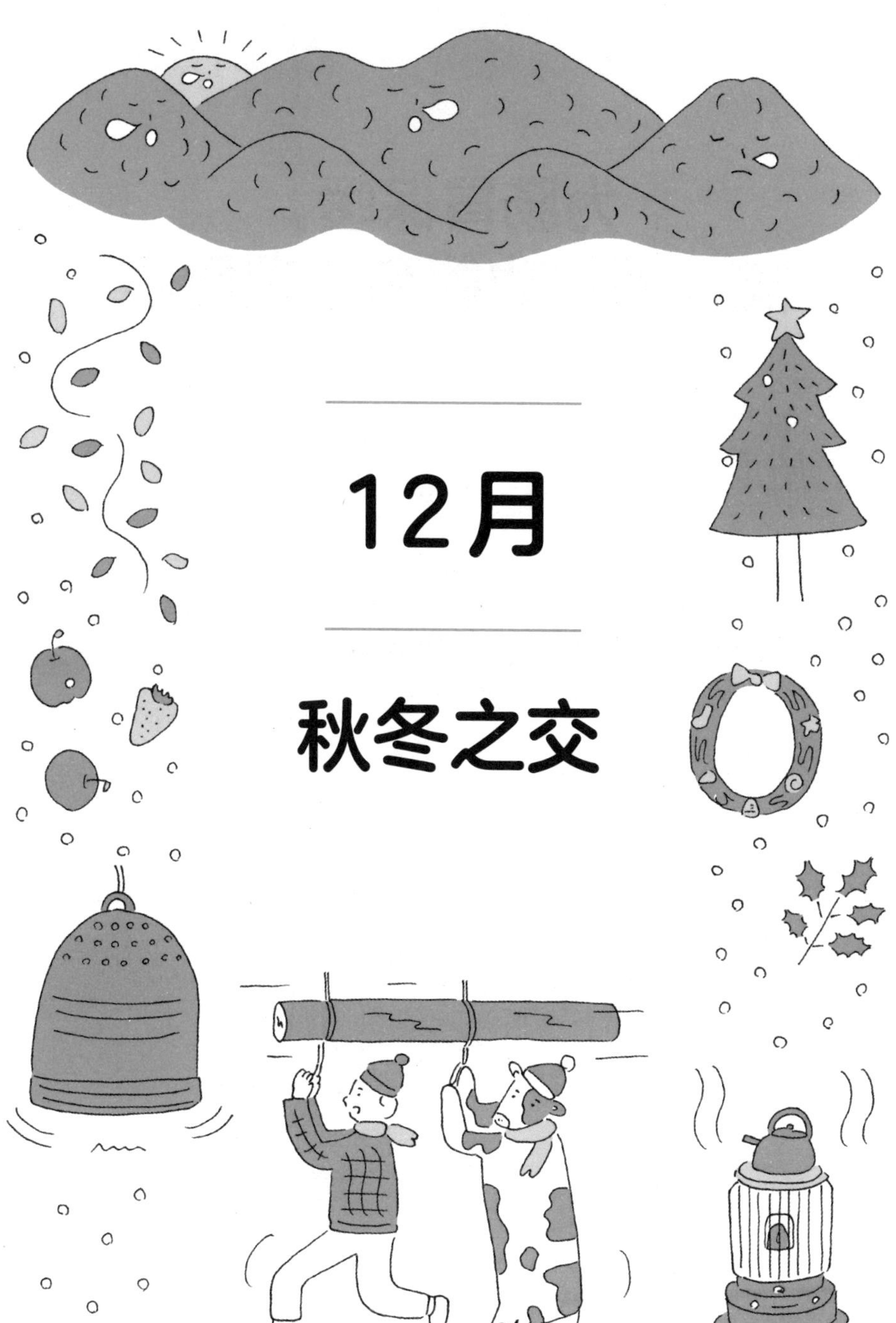

# 12月

## 秋冬之交

# 为肠胃保暖，支撑消化功能和心理健康

严冬终于来临，年末外出就餐的机会变多，在一年的最后，保持内心阳光吧

本月即将迎来冬至，是一年中日照时间最短的日子。人很容易想到事物最消极的一面，仅仅外出和与人交流可能就会让你感受到压力。为了保持内心健康，需要维持良好的消化功能。

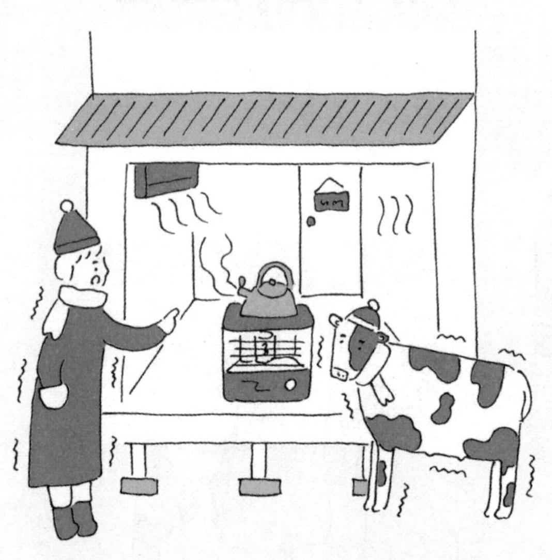

## 寒冷的气候和高频外出就餐造成肠胃功能低下

12月气温降低，寒冷的日子越来越多了。

中医认为这个时期肾脏容易虚弱，易惊恐。而且寒冷造成的血液循环不畅会影响肠胃功能，影响消化、吸收。

但12月人们常常需要频繁参加聚会等各种活动。如果外出就餐和与人接触的频率过高，饮食和睡眠的节律就会紊乱，这也是肠胃损伤的原因之一。

这样的状态被称为“脾肾阳虚”。身体受凉，消化功能下降时，心理状态也会朝负面发展，容易消极地看待事物。

抱着愉快的心情参加活动是很重要的。外出就餐时好好享受，独自在家的时候再努力坚持食疗习惯吧。

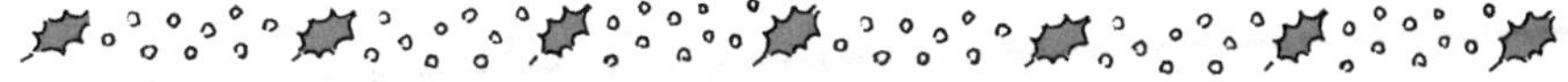

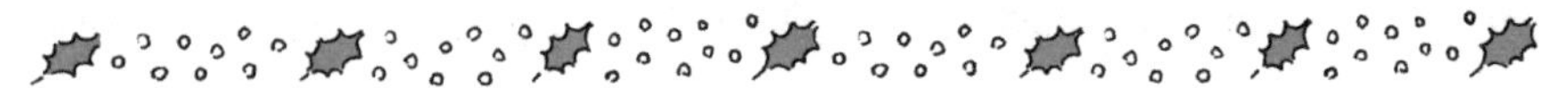

## 精制糖会浪费心理营养

12月请尽量减少食用精制糖。所谓的精制糖是指大米、小麦粉、砂糖等。

在精制的过程中，膳食纤维、维生素、矿物质等营养物质被特意去掉了。食用这样的糖质，身体会消耗胰岛素、皮质醇、肾上腺素、胰高血糖素等稳定情绪的激素，使得情绪难以控制，造成心理疲劳。

而且，这些激素需要通过氨基酸，B族维生素，锌、镁等矿物质和脂肪酸等营养物质来合成。因此，精制糖不仅会引起心理不适，还会浪费心理健康必需的营养物质，造成抑郁或惊恐等多种症状。

本月更适合食用糙米、荞麦、蔬菜、水果等含非精制糖质的食物。

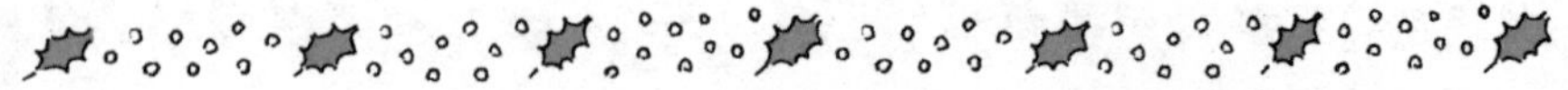

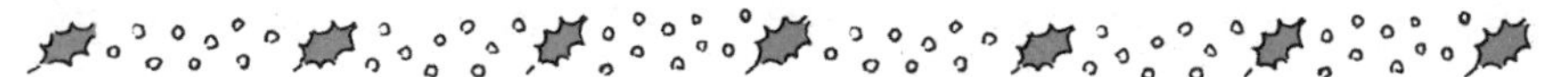

## 过量服用胃药会压迫心理和身体

频繁的外出就餐导致我们更容易在这个时期感受到胃痛、胃胀等不适。

为了解决这个问题，很多人会服用胃药。但过度服用这样的药品会导致胃酸分泌水平下降，使得心理健康必需的矿物质的吸收率下降。

矿物质是心理健康不可或缺的重要物质，食物所含的矿物质往往与蛋白质结合。如果身体吸收矿物质，必须先用胃酸分解蛋白质。如果胃药选择不当，可能会使消化功能下降，给心理和身体带来伤害。

此外，在忙碌的12月，人体的交感神经容易处于优势地位，使得肠胃功能更容易下降，胃酸的分泌量比平时更少。原本应该被胃酸消灭的细菌一路顺畅地进入肠道繁殖，这就是胀气的原因。

与其频繁地服用胃药，不如调理肠胃的基础功能，提高矿物质的吸收率。

◆肠胃不适时可服用的中药

即便注意饮食，这个时期也很容易肠胃疼痛。

以下中药可以改善肠胃问题，请在服用前咨询医生或药剂师。

暴饮暴食：半夏泻心汤。

过度饮酒：五苓散。

胀气恶心：柴胡桂枝汤。

受凉造成的腹痛：安中散。

受凉造成的腹泻：真武汤。

胃炎与口腔溃疡：黄连解毒汤。

## 12月“急救站”

### 每天一颗梅干，缓解胃部不适

梅干可以促进胃酸分泌，帮助消化。试着养成每天吃一颗梅干的习惯吧，可以泡在茶水或热水中，也可以直接食用。梅干含有柠檬酸、苹果酸、琥珀酸、酒石酸等多种有机酸，能优化体内的能量转化率，让因肠胃不适而虚弱的身体恢复健康。此外，人在看到梅干时会下意识分泌唾液，唾液中也含有消化酶。请注意，吐酸水的时候食用梅干会起反作用。

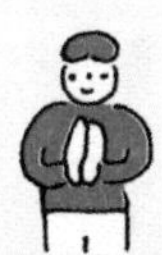

## 12月健康小知识

### 在腹部贴保暖贴

如果感觉胃胀，可以在心窝到肚脐间贴一张保暖贴，或者定期用手温暖该部位，调理肠胃。那里有一个名为“中脘”的穴位，可以提升肠胃功能。

**◆梅干的挑选方法和食用方法**

请选择未添加蜂蜜、糖浆等甜味剂的梅干。

建议想减肥的人加热食用。加热后，梅干的香兰素含量会增加，可以促进脂肪燃烧。

**◆中脘穴**

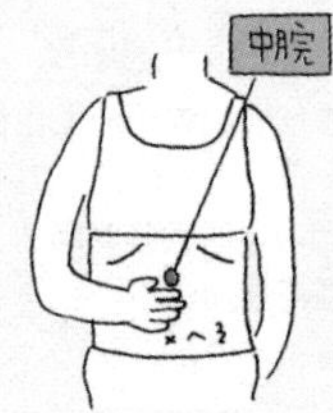

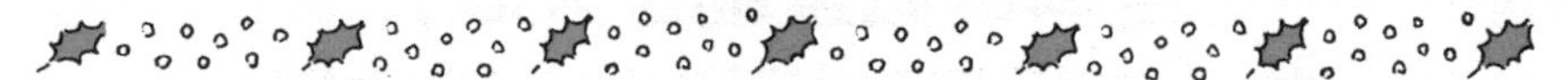

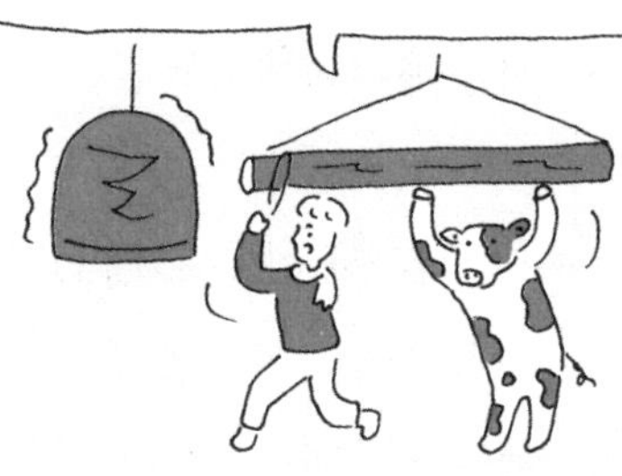


本月可能会常常与亲朋好友聚会。年末是人们最后冲刺的时间，工作、家务以及计划之外的外出可能会让人应接不暇。

12月维持“攻守兼备”的状态非常重要。外出就餐的时候，维持“攻”的气势，自由地享受喜欢的食物；在家则维持“守”的阵势，坚决执行保养肠胃的养生计划。

让内心拥有随机应变的能力，应对各种各样的情况吧。

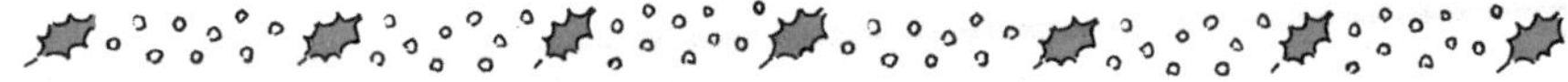

# 冬季睡眠紊乱是大忌，养成不轻易动摇的内心和体质

## 补充精力的同时促进消化

这个时期和11月一样，很容易情绪低落。伴随着气压的变化，气候非常不稳定。

中医认为湿度大的时期容易脾虚，心理上容易因为小事而烦恼。这也与天气严寒、气压降低、自律神经紊乱和肠胃功能低下有关。不仅如此，冬季也容易肾虚，身体由内而外地感觉寒冷，长此以往，人容易缩进“壳”中，独自烦恼。睡眠不足也会给肾脏带来损伤，请注意睡眠质量。

本周食疗方案的目标是强化肾功能，温暖身体，改善消化系统。

清晨拉开窗帘，面向太阳深呼吸

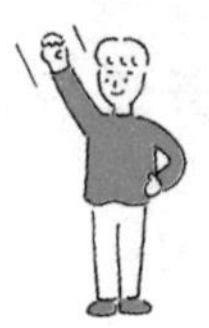

沐浴阳光，体内能合成维生素D，还能促进血清素和多巴胺分泌。越是日照时间短的季节，越要有意识地多晒太阳。深呼吸的时间保持在5分钟左右为宜。

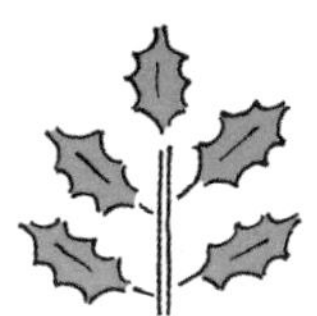

第1周

# 12/1 ~ 12/7

## ◆ 本周推荐食物 ◆

### 山药

山药能滋补冬季虚弱的肾，对冬季饮食过量也有帮助。

不仅如此，山药中的淀粉酶可以抑制血糖上升，保护胃黏膜；薯蓣碱能够抗病毒；薯蓣皂苷元能够调理多巴胺分泌，促进与血清素、性激素同样由肾上腺分泌的DHEA（脱氢表雄甾酮）分泌。

### 重点

将山药磨成泥的过程很麻烦，而且有可能在处理的时候双手发痒。可以直接购买山药干。

## ◆ 适合搭配食用的食物 ◆

### 味噌汤

味噌汤含有氨基酸、维生素、矿物质等营养物质。可以在汤里加山药泥。温热的味噌汤能促进消化功能，山药能进一步提升消化能力。

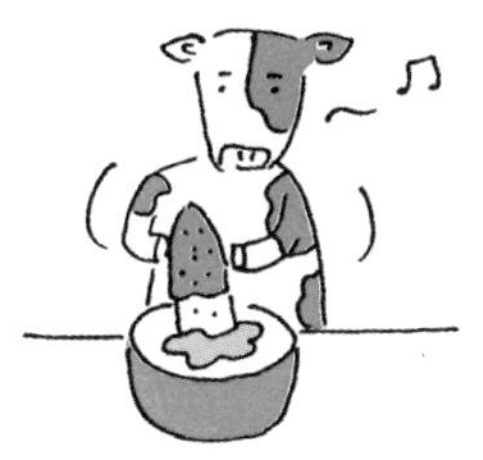

◆新鲜山药更好

没有被加热过的新鲜山药中淀粉酶的含量更高。消化功能低下时建议食用新鲜山药。

# 吃好每一顿早餐，寻找生活中的小幸福

## 新的一天，从对消化功能和心理有益的清肠早餐开始

花草树木逐渐凋零，年末繁忙的阶段来临。与他人频繁会面与聚餐，不习惯的饮食可能会让人胃胀、积食。一旦肠胃功能下降，营养吸收率就会下降，就容易营养失衡，陷入“血虚”的状态。冬季肾虚加上血虚，容易让小烦恼被放大，陷入不安的情绪。

本周的食疗方案建议食用温和养胃、通便润肠、富含心理健康所需的营养物质的早餐。

**胃部不适时请按摩关冲穴**



如果突然感到恶心、反胃，可以按压位于无名指顶端的关冲穴。请以感到指甲两端疼痛的力道按压，左右手都可以。

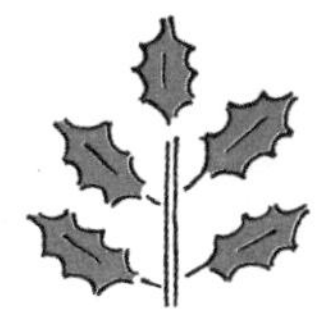

## 第2周

# 12/8 ~ 12/14

### ◆ 本周推荐食物 ◆

**燕麦**

燕麦含有水溶性膳食纤维和不溶性膳食纤维，铁、钙、B族维生素的含量也很高。燕麦能够降低血糖升高的速度，容易让人感觉满足，而且对肠胃很温和，是非常适合用来做早餐的食物。

### ◆ 适合搭配食用的食物 ◆

**菌菇、绿叶菜**

菌菇含有维生素D，小松菜、菠菜等绿叶菜含有心理健康必需的铁。既能调理肠胃，又能强健心理的绿叶菜是燕麦的好搭档。

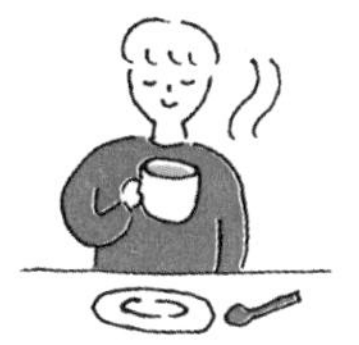

### 法式奶香燕麦

材料（1人份）

燕麦：2大勺
符合个人口味的菌菇（建议选择多种菌菇）：150克
金枪鱼罐头：1/2罐
洋葱：1/2个
牛奶：300毫升
水：200毫升
法式浓汤宝：1块（2小勺）
盐、胡椒粉：少许

做法

1. 在锅中加入水、浓汤宝、洋葱，煮至洋葱半熟。
2. 将菌菇切成合适的大小，与金枪鱼一同下锅煮熟。
3. 加入牛奶和燕麦，煮3分钟，注意不要溢锅。
4. 最后放入适量胡椒粉和盐即可。

### 法式番茄燕麦

材料（1人份）

燕麦：2大勺
小松菜（菠菜等其他绿叶菜也可以）：3棵（约90 ~ 150克）
豆类：50克
洋葱（末）：1/2个
番茄汁：200毫升
水：200毫升
法式浓汤宝：1块（2小勺）
盐、胡椒粉：少许
芝士粉：1大勺

做法

1. 锅中放入番茄汁、水、浓汤宝和洋葱，煮至洋葱半熟。
2. 将切成适当大小的小松菜和豆类、燕麦放入锅中，煮3分钟。
3. 最后加入适量盐和胡椒粉调味，撒上芝士粉即可。

◆燕麦是非常优秀的食物

熬燕麦粥很方便，也可以直接用微波炉加热燕麦食用。吃火锅时，可以用燕麦代替米饭。燕麦还可以为炖菜增添黏滑的口感，不需要使用成品小麦粉或者肉酱。

市面上卖的燕麦往往量非常大，保存很方便，可以在家中常备。

# 治愈心灵，别让自我厌恶的情绪打扰你享受美好的季节

## 健康的肠胃能帮你克服年末的慌乱、寒冷和痛苦

寒冬已然降临，气压西高东低。受冷空气影响，容易使不上劲，出现肩膀酸痛、头痛等血液循环不畅的症状。随着空气干燥程度的增加，病毒更容易在空气中传播，流感肆虐。

身体在寒冷和干燥的双重影响下很容易便秘。肠道状态不佳时，肺也会受影响。肺虚在心理上表现为自我厌恶和悲伤。年末忙碌的时候，可能更容易因人际关系而焦躁，使这样的情绪更严重。积食、胃痛、胃胀也会给心理和身体带来沉重感。

本周的食疗方案建议强化免疫功能，给肠胃和心理带来活力，为今年画上一个完美的句号。通过饮食调理心理状态，安抚内心的躁动不安。肠胃不适时消化、吸收能力下降，建议食用由富含心理健康所需营养物质的豆腐和有助于调理肠胃的卷心菜制成的热菜。

有意识地大笑

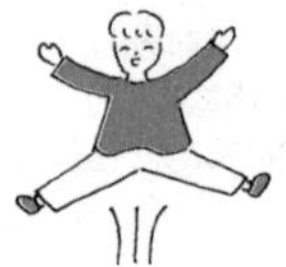

看一些有趣的电影、漫画或电视节目来逗笑自己吧。

笑可以减轻压力，提升免疫力。

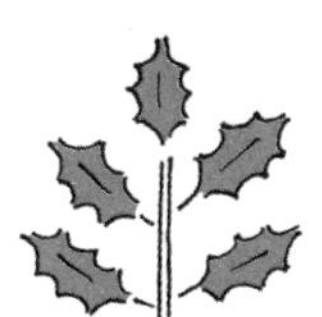

第3周

# 12/15 ~ 12/21

## ◆ 本周推荐食物 ◆

### 豆腐

中医认为豆腐能够滋润身体，改善便秘。

豆腐是由大豆制成的食物。它含有丰富的优质蛋白，钙、镁、铁、锌等矿物质以及B族维生素，能够充分被身体消化、吸收。豆腐是优秀的营养源。

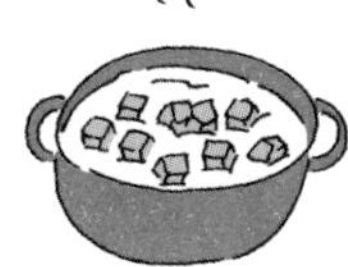

### 重点

豆腐是物美价廉的万能食物。本周可以和自己玩挑选豆腐的游戏，尝试各种豆腐并选出最喜欢的一种。

不过，豆腐性寒，建议做成热腾腾的汤豆腐，或者放入味噌汤中食用。还可以用微波炉加热，浇上各种调料食用。

## ◆ 适合搭配食用的食物 ◆

### 卷心菜

可以在汤豆腐中撒上卷心菜。

卷心菜含有萝卜硫素，具有抗菌、抗炎的作用。它含有的维生素U也可以保护肠胃黏膜。

加热的卷心菜的抗氧化能力会提升5倍，对消化非常有益。

维生素U和维生素C都溶于水，喝卷心菜豆腐汤是不错的选择。

◆让汤豆腐美味得不可思议的方法

汤豆腐往往给人寡淡无味的印象。实际上，加入适量小苏打，就可以让汤豆腐拥有嫩滑的奶油口感。一块嫩豆腐大约只需要5克（1小勺）小苏打。

# 防止心理冬眠，培养强大的内心

## 强化心理和身体的免疫力，战胜寒冬，为一年画上句号

本周将迎来日照时间最短的冬至。阳光对人类的影响非常大，甚至会影响基因和维生素D的合成。为了顺利度过寒冬，我们的身体会储存能量，并自动进入休息模式。不久，就会正式进入“闭藏”时期，为心理和身体的冬眠做准备。请在“冬眠模式”开始前摄入适当的食物，强化身体的基础消化功能和免疫力，促进血液循环。

“闭藏”期间，人的情绪不由自主地变得内敛，容易钻牛角尖。喜怒哀乐等情绪变得迟钝，甚至根本感受不到快乐、幸福等本应令人振奋的情绪。

但在新年即将来临的时候，大家都希望自己能保持好心情。本周的食疗方案建议增强免疫力，提升消化功能，为心理和身体打好基础，无惧严冬。

冬至这天，柚子浴可不能少

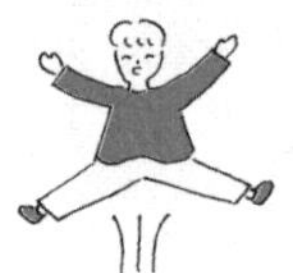

在泡澡水中放入柚子，享受沐浴的乐趣吧。这样不仅能改善血液循环，让副交感神经占据优势，柚子的香气还能缓解压力。

将柚子皮切碎，按照一层柚子皮一层盐的顺序放进瓶子中，盖上盖子，放置一个月，即可做成香味持久的香熏瓶。

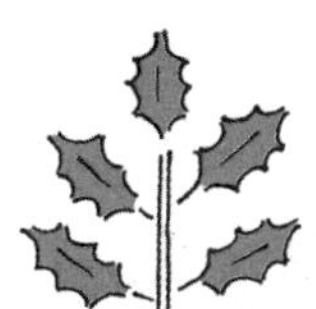

# 第4周 12/22 ~ 12/28

## ◆ 本周推荐食物 ◆

### 南瓜

南瓜能够保护黏膜，增强抵抗力，改善血液循环，有助于消化，富含心理健康所需的营养物质，具有较强的抗氧化性。南瓜营养价值高，富含β-胡萝卜素、维生素C、维生素E、B族维生素、钾等营养物质。特别是β-胡萝卜素和维生素E的含量，在所有蔬菜中遥遥领先。

## ◆ 适合搭配食用的食物 ◆

### 白萝卜

白萝卜是一种助消化的食物。它含有淀粉酶、淀粉蛋白酶等消化酶。此外，作为十字花科蔬菜，白萝卜中的异硫氰酸酯具有抗炎作用，可以和南瓜一起做成白萝卜煨南瓜。

### 重点

南瓜是冬至“七草”之一，冬至吃南瓜对身体大有裨益。南瓜圆滚滚的外形寓意万事顺利，不如在年末吃南瓜来讨个好彩头吧。顺便一提，冬至“七草”指的是南瓜、莲藕、胡萝卜、银杏、金橘、寒天、乌冬，这些食物的日语读音都含“yun”这个音，象征好运连连。

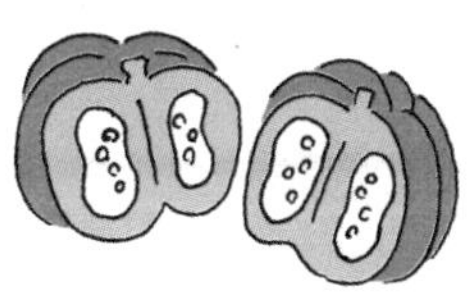

◆南瓜子的营养价值极高

南瓜子含有具有抗氧化作用的β-胡萝卜素、维生素E以及铁、锌等矿物质，还有葫芦素等氨基酸。建议将南瓜子炒熟后食用。

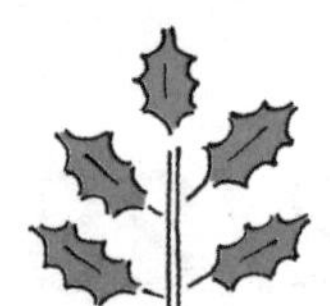

最后一周

# 12/29 ~ 12/31

## 回顾12月的身心

### 结尾顺遂，万事皆安

在一年的最后，无论发生了什么，我都希望说出这句话：“如果今年成就感满满，并对未来的一年充满期待，就是一件幸福的事情。”

为了不让新年期间不规律的睡眠打乱生物钟，希望你今后也能坚持食用本月介绍的燕麦粥。尝试过就会知道，燕麦粥短时间内就能做好，非常方便，很适合当作早餐。

无论经历了什么，这一年的时光都是宝贵的经历。

将过去的坎坷付之笑谈，准备迎接幸福的新年吧！

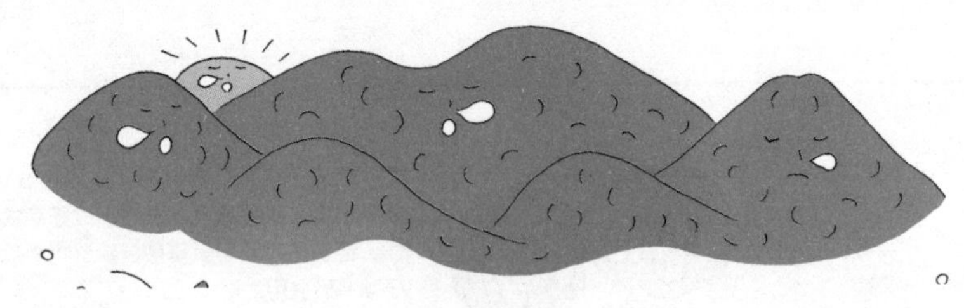

# 结语

## 做好力所能及的事，享受当下

中医将患病前的状态称为“未病”，在这个阶段采取预防措施非常重要。

本书的目的正是为未病阶段的各种心理不适提供缓解的方法。

每个人都会有生活节奏被打乱的繁忙时期，也会经历巨大的环境变化，因此所有人都会感觉到轻微的心理不适。可能有少数人能做到不为任何事物动摇，但大多数人都会面临这种问题。

西医一般会对症下药，例如为患者开缓解情绪低落的药、缓解不安情绪的药、使某项指标恢复正常的药等。当然，很多人因为服用这些药物而重获健康。

实际上，人的身体是一个整体，只针对某个部分的问题进行调理，难以持续保持身体和心理的健康状态。

精神问题与身体的各个内脏关联是中医代代相传的理论。中医不仅需要对棘手的症状做出应急处置，还需要从全身的平衡出发，寻找解决方法，是一种顺应自然的医疗理念。

中医在众多医学流派中经过自然淘汰流传至今。中医和食疗确实没有西医那样坚实的医学根据，常常被低估。但很多人也确实通过中医诊疗改善了症状。

现代医学针对心理问题等多种亚健康的状态并没有固定的治疗方法，与药物治疗相比，通过饮食保养的方法更有效。

现在，你的生活习惯充分考虑了未来吗？

我们总有一天会行动困难，而且不能返老还童。

我们明天会比今天更加衰老，明年、5年后、10年后、30年后……我们会一天天变老。

随着年龄的增加，身体无法随心所欲地行动，大脑的思考能力下降，心理更加脆弱，记忆力也会衰退。当你开始因衰老感到危机时，改善的难度将远远高于现在。

机械的日常生活就像在等待衰老的降临。未来的我们究竟能不能过上内心丰盈、身体健康的生活，取决于现在的行动。

现代生活中，可选择的食物大幅增加，其中不乏非常方便的食品，必须在家做饭的时代已经结束。

这是一件好事。以前人们的生活并不方便，选择也很少，但这迫使人们过着健康的生活。现在，我们需要自行判断哪些食物有益于身体。如果不特意采取行动，就很难保证健康。

在这个选择众多且便利、自由的时代，我们更需要掌握并运用能保护自己的健康知识。

今天是我们剩余的人生中最年轻的一天，从今天开始付诸行动，养成养生的习惯，一点点地改善身体状态吧。越早开始，就越容易养成好习惯。此时身体的修复力更强，而且坏习惯还没有根深蒂固。

想清楚现阶段该做的事情并付诸行动，享受活在当下的每一天吧。

希望这本书能切实帮助各位读者朋友保持健康，减少疾病。

大久保爱

2019年6月